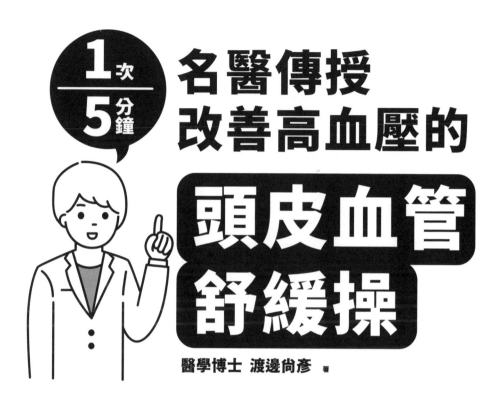

名醫傳授
改善高血壓的
頭皮血管舒緩操

醫學博士 渡邊尚彥 著

楓葉社

前言

我從一九八七年以來的三十多年間，一天24小時，365天左手臂上都裝著血壓計的臂帶，隨時隨地測量自己的血壓。這是因為我想要親自確認，血壓會在什麼時候出現高低變化。身為一名醫師，在囑咐病患「不可以〇〇」、「〇〇有降低血壓的功效」時，如果只是單純轉述從書上看來的資訊，那未免太不負責任了。要自己實際經歷過，並感受到功效，我才有辦法帶著自信告訴病患這些資訊。

本書介紹的「頭皮血管舒緩操」，以及按壓「風池」、「百會」、「合谷」等穴道，乃至於「渡邊式小腿敲打法」等，全都是我親自實驗、請病患協助測試，經過實證的降血壓對策。方法簡單而且安全，建議讀者不妨也嘗試看看。

不過，就算每天都有做頭皮血管舒緩操、都有按壓穴道，並不代表就可以放縱自己大吃大喝、不運動、生活作息不正常。建議還是要盡可能做到減少鹽分攝取、養成運動習慣等。

除了以上提到的，請大家一定要記住一點，那就是壓力會導致血壓上升。造成血壓上升的因素中，必定有一項是壓力。壓力不只有精神方面的，氣候變化或冷熱溫差、身體不適或疼痛等生理方面的壓力也會導致血壓上升。若能盡快緩解壓力，血壓就會下降。但如果壓力持續存在，血壓就會居高不下。例如，頭暈並不是高血壓所引發，而是因為頭暈形成的壓力，導致血壓暫時上升。

因此我建議讀者審視自己平時的身體狀況及生活習慣，確認有無引發血壓上升的壓力來源。許多時候，降低血壓最快的方式其實是消除壓力。本書介紹了許多消除日常生活壓力的技巧，希望大家能付諸實行，幫助自己維持血壓穩定，擁有身心都富足的生活。

渡邊尚彥

1次5分鐘 名醫傳授 改善高血壓的「頭皮血管舒緩操」

目錄

第1章 用血壓專家渡邊醫師的 1次5分鐘「頭皮血管舒緩操」降低血壓

第2章 高血壓為何可怕？

第3章「頭皮血管舒緩操」為何有效

第4章 不依賴藥物也可以降血壓

第 1 章

用血壓專家渡邊醫師的

1次5分鐘「頭皮血管舒緩操」降低血壓

馬上開始頭皮血管舒緩操

◆按摩舒緩頭皮能降低血壓

你是否也覺得去髮廊洗頭是件很舒服的事，甚至會洗到想睡覺？按摩舒緩頭部不僅能促進頭皮血液循環，帶來消除疲勞、放鬆的效果，還能改善全身的血液循環、降低心臟負荷，使血壓降低。以下就來說明如何藉由頭皮血管舒緩操降低血壓。

◆肩膀痛、頭痛、手腳冰冷問題也能得到改善

頭皮血管舒緩操是用手掌按摩舒緩頭皮，給予集中在頭皮的毛細血管適度刺激，

促進血液流動。血液流動順暢的話，血壓便會下降，不易形成高血壓。

另外，按摩舒緩頭皮時會讓人感到舒服，進而放鬆心情，緩解壓力。這樣能使自律神經的副交感神經運作，使心跳放慢、血液流量穩定，同樣有助於降低血壓。

當頭皮的血液循環變好，脖子根部肌肉的血液循環也會有所改善，進而緩解肩膀痛及頭痛。由於還會促進全身的血液循環，因此整個身體都會暖起來，讓手腳不再冰冷。

◆替頸部及頭皮加溫也很有效

想要促進血液循環的話，另一個方法是替頸部及頭皮加溫。例如，泡澡便有加溫頸部及頭皮的效果。進行頭皮血管舒緩操之前，建議先替雙手加溫一下。雙手溫熱的話，光是將手掌放到頭上便能加溫頭皮，使血液流動更順暢。洗完澡或洗完頭髮後，趁頭皮還在溫熱狀態時做頭皮血管舒緩操也是個好選擇。

還有一個方法可以替頸部及頭皮加溫，那就是使用熱毛巾。以熱毛巾（參閱29頁）溫熱頸部及肩膀，能促進脖子根部肌肉的血液循環，有些人的肩膀痛或頭痛便因此得到改善。

用熱毛巾加溫頭皮時，是以毛巾將頭整個包住，不過因為毛巾冷得很快，所以建議一次準備好3～4條熱毛巾，頻繁更換以維持熱度。用熱毛巾加溫頭皮不僅能改善血液循環，還能使頭皮的毛孔打開，更容易洗去累積在裡面的髒污等。因此不妨在用熱毛巾溫熱頭皮後洗頭。

冬天外出時戴上帽子或圍圍巾保暖，能更有效促地進血液循環與維持血壓穩定。

◆按壓穴道能進一步降低血壓

按摩舒緩頭皮後，我強烈建議用手指按壓頭部的風池與百會2個穴道做為收尾。

風池是位在後頸髮根處左右2條肌肉外側的穴道。百會則位在頭頂中央稍微凹陷

可以降低血壓的2個穴道

【風池】

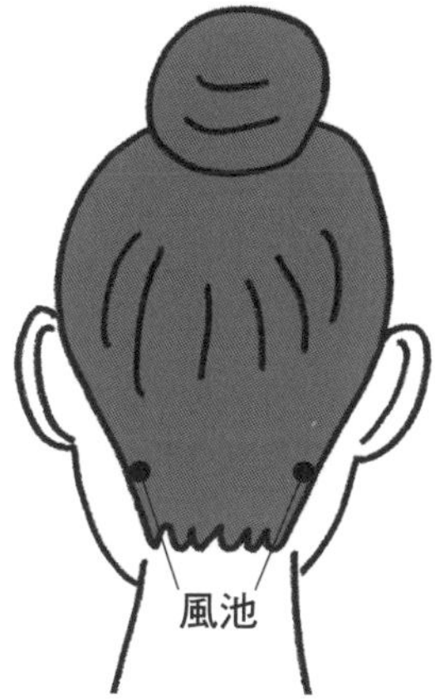

頭部後方左右二側有條肌肉，風池便位於肌肉外側的凹陷處。按壓風池穴有促進血液循環，消除頭痛、肩膀痛的效果。

【百會】

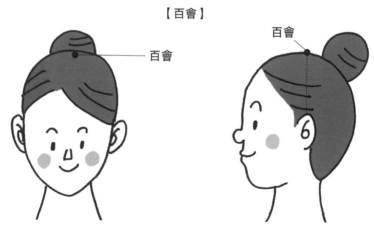

位在頭頂中央最高處。按壓百會穴具有促進血液循環，調理自律神經的效果。

處。以手指按壓這兩處穴道，會刺激頭皮的血管，進一步改善頭皮的血液循環。促進頭皮血液循環能帶動全身的血液循環，產生緩解頭痛及肩膀痛、消除疲勞、調理自律神經、降低血壓等效果，因此建議和頭皮血管舒緩操一起做。

頭痛、血壓偏高的人，只要按壓穴道，便可以擴張血管、降低血壓。實際上我就遇過一位因為頭頂刺痛前來就醫的74歲女性，當時她的收縮壓為146㎜Hg，舒張壓是77㎜Hg。按壓百會穴及風池穴5分鐘之後再量，收縮壓下降了6㎜Hg，舒張壓也下降了5㎜Hg。接著再持續按壓1週後，收縮壓降低了30㎜Hg，舒張壓降低了15・5㎜Hg。另一名68歲的女性，按壓穴道前的血壓是140／87㎜Hg，按壓後是115／73・5㎜Hg，收縮壓下降了25㎜Hg，舒張壓則是13・5㎜Hg。

隨時隨地都能輕鬆進行

任何人都可以隨時隨地進行頭皮血管舒緩操及穴道按壓。只要將手掌抵住頭部移動就好，方法簡單，不需要特殊的技巧。就算沒有醫師之類的專業人士從旁指導，自己也能輕鬆做到。

另外，頭皮血管舒緩操1次做5分鐘左右即可。由於時間不長，利用工作、做家事的空檔，或洗完澡、看電視時都可以做，不會有壓力。而且做起來相對安全，幾乎不用擔心有副作用。

建議1天進行數次

正在進行頭皮血管舒緩操、穴道按壓或剛做完時，血壓會暫時上升，但之後就會逐漸下降，並維持穩定，血壓降低的狀態可持續約4小時。因此，每4小時便進行頭皮血管舒緩操及穴道按壓其實是最理想的。

不過在日常生活中，每4小時就要放下正在做的事或工作，未免不切實際。因此我建議只要記住「4小時後效果便會消失」這件事，利用家事或工作的空檔1天做幾次即可。如果抓不準時間的話，也可以早、中、晚做3次。

時間、次數都要適量

頭皮血管舒緩操及穴道按壓雖然有效，但還是必須注意，不要過量。頭皮血管舒緩操與穴道按壓加起來只要做5分鐘左右就好。為避免產生疼痛等副作用，請不要一次做太長時間，或1天做10組以上。

另外，頭皮血管舒緩操及穴道按壓固然能改善頭暈、頭痛等症狀，但做太多的話反而可能造成局部疼痛、發紅。身體感到不適時也應立即中止。發熱、倦怠、頭痛等身體狀況不佳時也請先不要做。

◆重點在於持之以恆

無論是頭皮血管舒緩操或穴道按壓，只有三分鐘熱度的話是不會有效的。最重要的一件事就是持之以恆。請先以1次5分鐘，1天做3～5組的頻率持續1個月。再厲害的健身運動也不可能只做1星期就能產生不可思議的效果。至少要持續1個月左右，身體才會開始出現變化。

快的話大概1週，最慢大約1個月後血壓應該就會逐漸下降。但不要就此停住，繼續做下去的話，血壓還會降得更低。換句話說，持續得愈久愈有效。想要維持得久，就不能讓這件事變成負擔。用交作業的心態進行頭皮血管舒緩操及穴道按壓的話是無法長久的。不要太執著於時間及次數，在有空時放鬆心情做，慢慢養成習慣就行了。

進行頭皮血管舒緩操前的注意事項

進行頭皮血管舒緩操並不需要醫師或專業人士的指導，但仍須注意以下事項。

- 頭痛、身體倦怠、身體發熱等身體狀況不佳時請不要做。
- 雙手冰冷的話，請先加溫雙手再開始做。
- 頭皮血管舒緩操及穴道按壓加起來建議1次做5分鐘，1天做3～5組，不需勉強自己一定要達成。
- 時間過長或次數過多的話，可能會造成頭暈、頭痛、局部疼痛，請適時適量進行。
- 進行途中若感到頭暈、頭痛等，請立即中止，當天也不要再做了。
- 若是在洗澡時做，請多加注意，小心因頭部充血造成不適。
- 使用熱毛巾加溫頭皮及肩膀時若毛巾溫度過高，會有燙傷的危險。
- 最重要的是持之以恆，每天持續才會有效。
- 建議每天量血壓並記錄下來，以確認頭皮血管舒緩操、穴道按壓的效果。

血壓備忘錄

◆建議配合左方圖示填寫數值，以便一眼看出血壓的起伏變化。

◆每天分別在起床後1小時內、吃早餐前，以及就寢前進行量測，這兩個時段是最理想的。建議兩次皆在排尿後量。

◆未滿75歲者最好將血壓控制在125/75mmHg（---線），75歲以上者則控制在135/85mmHg（---線）以下。

◆可影印或抄寫本頁，持續進行測量及記錄。

第〇週

星期 日期	一 ／		二 ／		三 ／		四 ／		五 ／		六 ／		日 ／	
測量時間	早 ：	晚 ：	早 ：	晚 ：	早 ：	晚 ：	早 ：	晚 ：	早 ：	晚 ：	早 ：	晚 ：	早 ：	晚 ：
血壓值 mmHg ～195														
～185														
～175														
～165														
～155														
～145														
～135														
～125														
～115														
～105														
～95														
～85														
～75														
～65														
～55～														
脈搏														
服藥														
體重														

根據《降血壓的49種方法：懶人也可以輕鬆做到》渡邊尚彥 製作而成

隨時隨地
馬上能做！

頭皮血管舒緩操

頭皮血管舒緩操及穴道按壓加起來只需要5分鐘就能做完，是非常簡單的自我照顧方法。但請不要一次做太久，而且1天頂多做5組就好，而且每組之間要有間隔。

STEP 1

做的時候可以想像成要將頭皮從頭蓋骨掀起。

1

雙手手掌抵在頭上，像是包住頭部般，上下、左右移動10秒，感覺有如讓頭皮從頭蓋骨上移位。

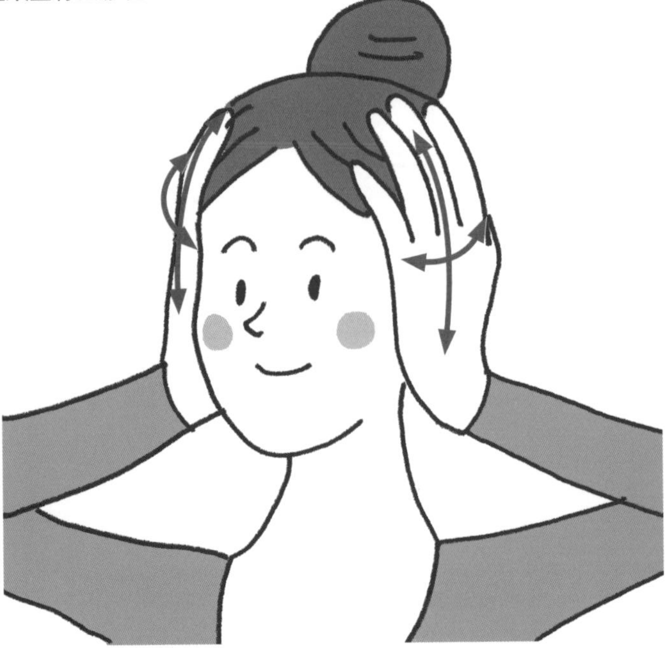

2

手掌位置稍微往頭部後方移，比照1上下、左右移動10秒。

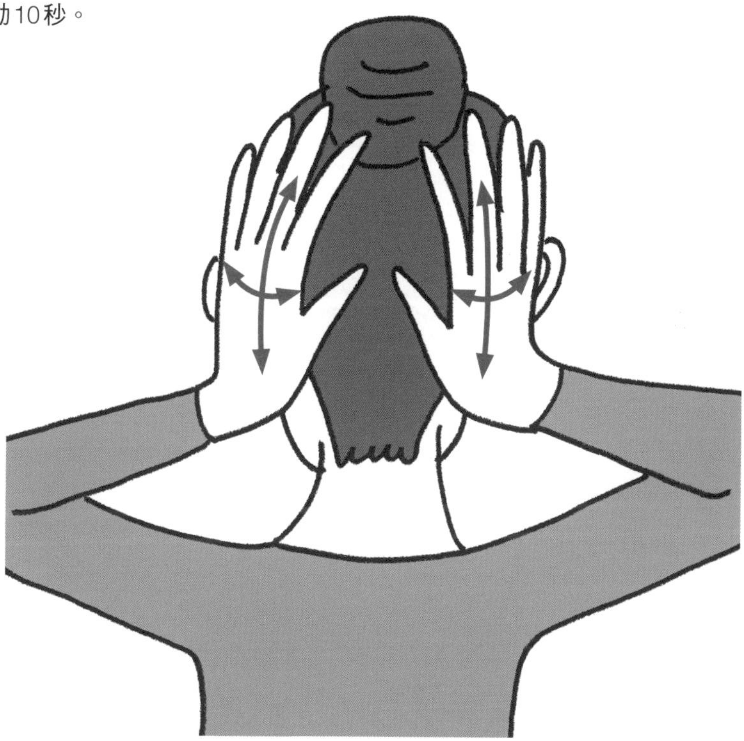

◆POINT

手掌依序放在額頭、頭頂、頭部側面、頭部後方，各做10秒，用自己覺得舒服的力道按摩。若感到頭暈的話就停下來不要做。

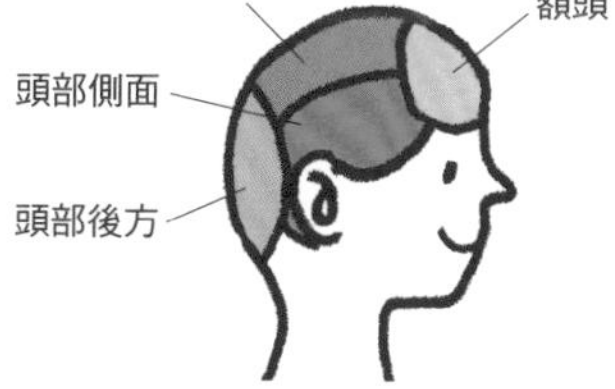

STEP2

舒緩頭皮的緊繃後，可以
輕輕敲打促進血液循環。

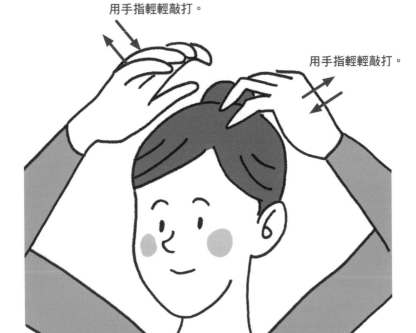

1

用指尖輕輕敲打整個頭部10～20秒。

STEP 3

掌心貼著頭，緩緩替頭部加溫也能改善血液循環。

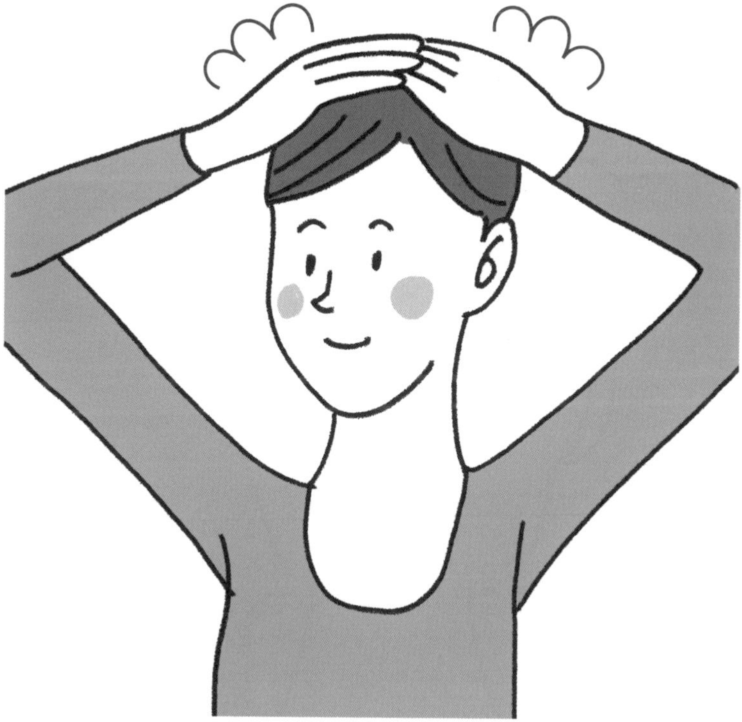

1

掌心貼著頭，加溫頭皮1～2分鐘。

1

雙手手指交疊放在頭頂，
然後慢慢往下移找出風池
穴。用拇指按壓看看，如
果按到了觸感變軟的地方
便是風池。

STEP4

按壓頭頸交界處的風池穴
來改善血液循環。

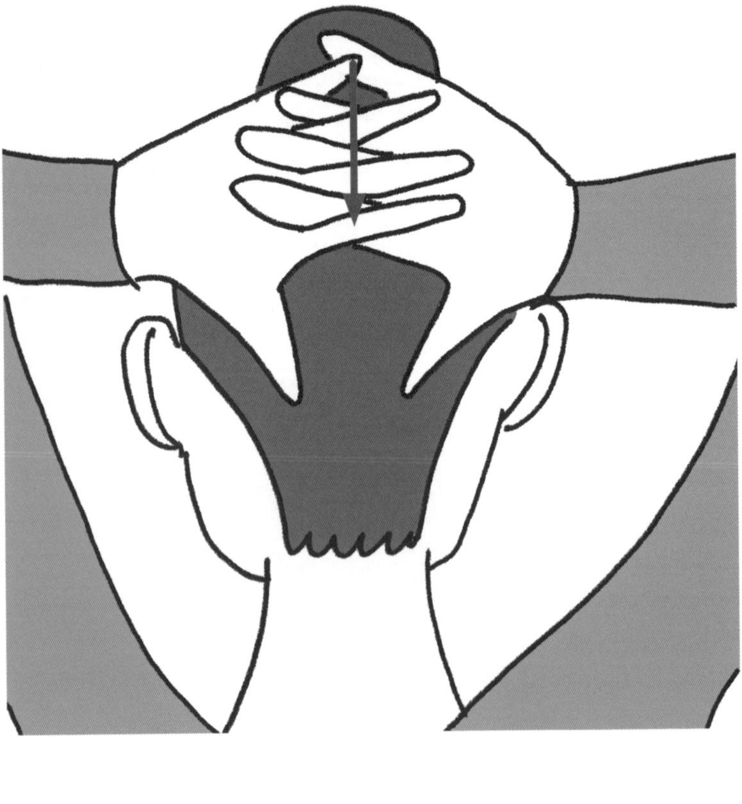

2

從鼻子吸氣後，邊用嘴巴慢慢吐氣，邊以拇指按壓風池，按壓5秒後移開拇指。這個動作做10次。

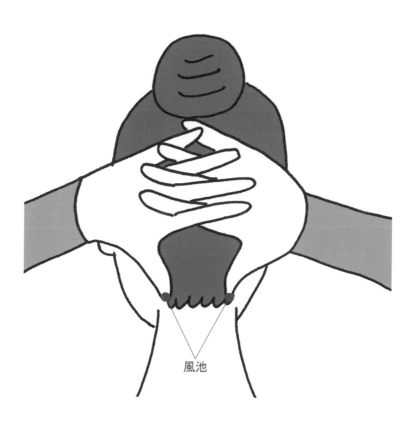

◆POINT

調整呼吸，一面放鬆一面做。這也有助於改善眼睛疲勞、肩膀痛、頭痛。

1

兩邊耳朵上緣連成的直線與臉的中心線交會處，便是百會穴。

STEP5

位在頭頂上的百會穴也有助於降血壓。

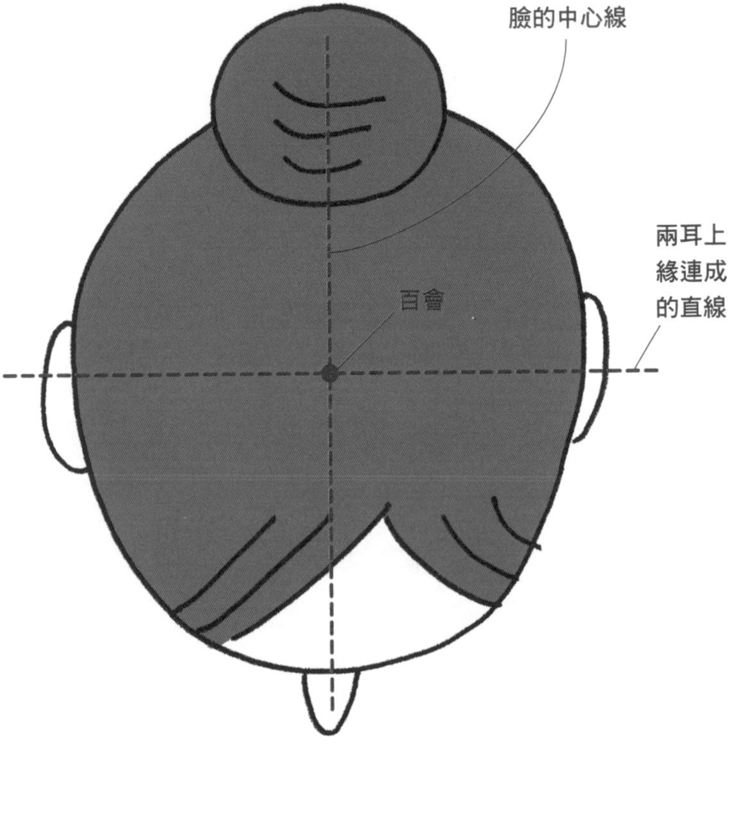

2

雙手中指疊在百會穴上，從鼻子吸氣，邊用嘴巴慢慢吐氣，邊按壓5秒。這個動作做10次。

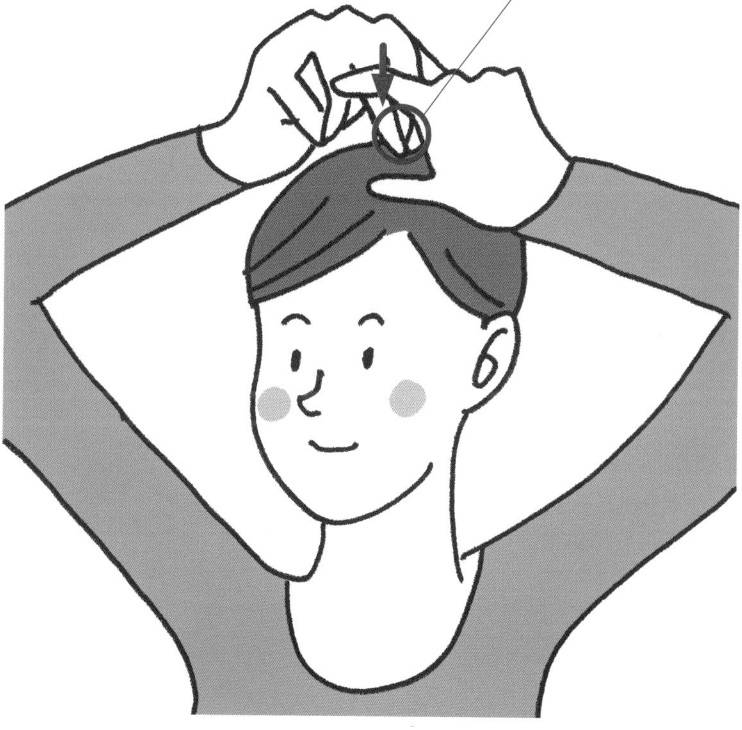

◆ POINT

調整呼吸，一面放鬆一面做。這也有助於消除疲勞及改善頭痛、頭暈、耳鳴。

加溫就有降血壓效果

如果冰冷的血液流到頭部，會造成血管收縮。如此一來將導致血液循環變差，血壓也會上升。就算只是單純替頸部、肩膀、頭部加溫，也能帶來降血壓的效果。

◆用手加溫

就像23頁介紹的，將掌心貼在頭上便可加溫。頸部則可以用手掌包住後頸至側面進行加溫。

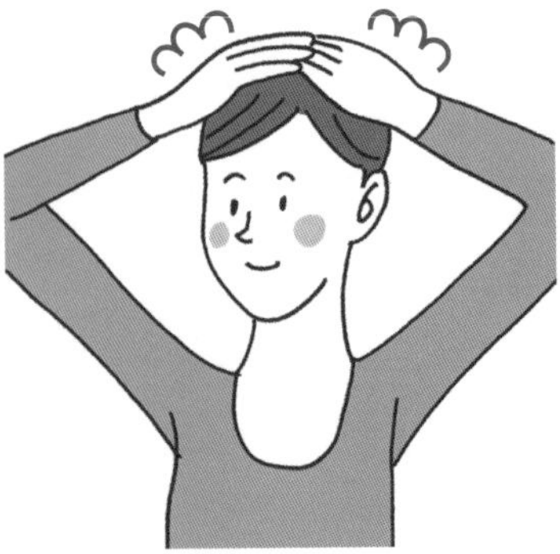

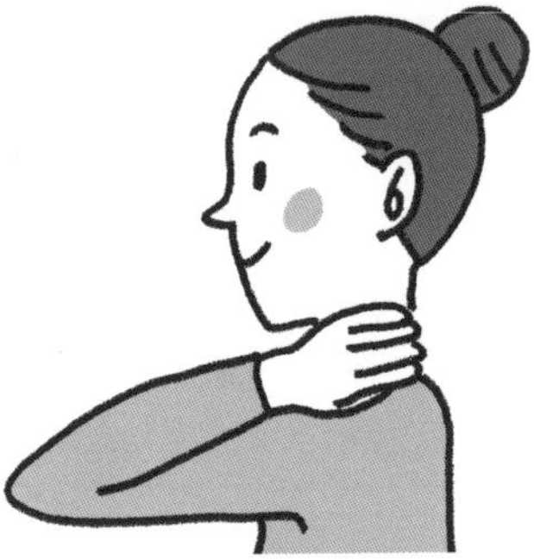

◆用圍巾或毛巾加溫

冬天尤其要做好頸部保暖。外出時圍上圍巾，在室內也可以用絲巾來維持頸部溫熱。

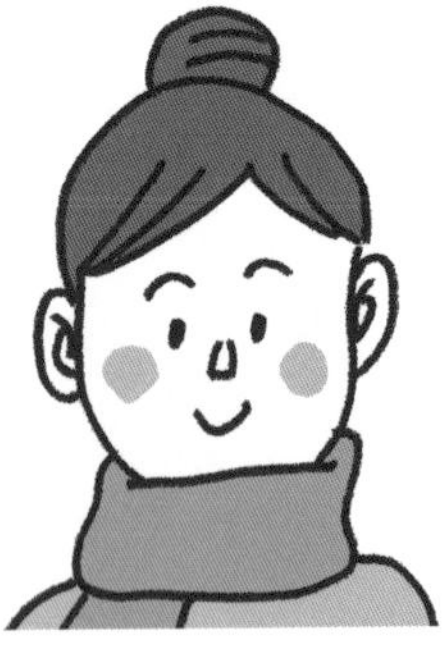

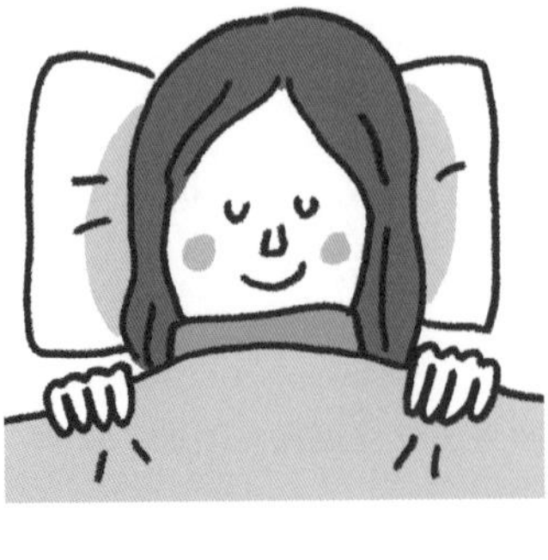

冬天睡覺時如果覺得頸部冷的話，可以用毛巾圍住頸部睡覺。

如何準備熱毛巾

◆如何加熱毛巾

●熱毛巾的準備方式

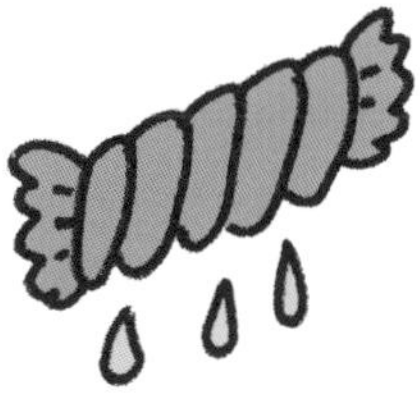

將浸過水的濕毛巾稍微用力擰乾。

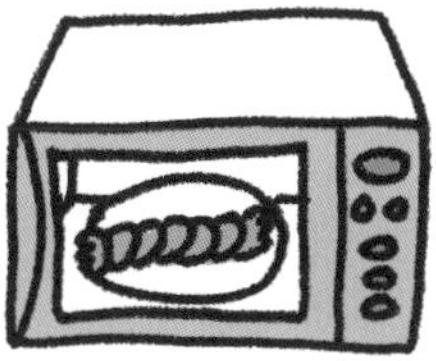

用保鮮膜包住毛巾，放入微波爐（500～600W）加熱約1分鐘。

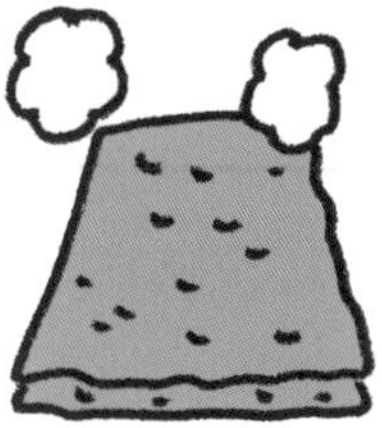

取出後，稍微冷卻後使用。

●如何加溫頭皮

小心不要燙傷。將溫度降至手可以觸摸的熱毛巾圍在頭上，包住整個頭皮，毛巾冷了便可拿下。事先準備好3～4條熱毛巾備用替換，加溫10～15分鐘會更有效。

●如何加溫頸部及肩膀

將溫度降至手可以觸摸的熱毛巾折疊一下，按在後頸處或放在肩膀上，毛巾冷了便可拿下。事先準備好2～3條熱毛巾備用替換，加溫10～15分鐘會更有效。

※請小心不要被熱毛巾燙傷！

除了頭皮外
還有手部的
穴道！

按壓手部穴道降血壓

食指與拇指之間稍微偏食指處的合谷穴能改善肩膀痛、消除疲勞，按壓此處也有降血壓的效果（107～108頁）。

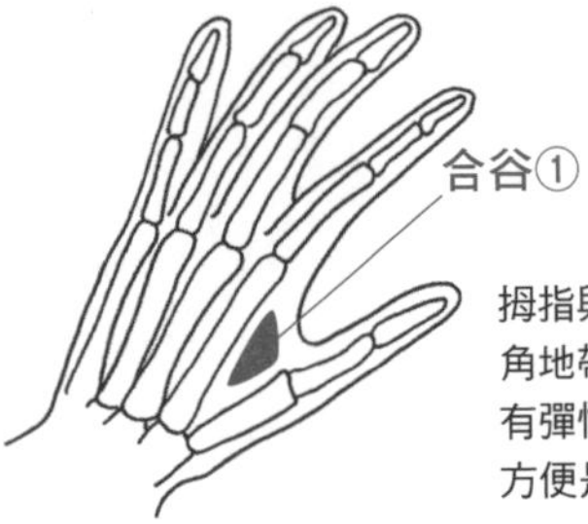

拇指與食指之間的三角地帶，按下去感覺有彈性，且會痛的地方便是「合谷①」。

STEP 1

想要降血壓的話，也可以按壓合谷穴及其周邊。

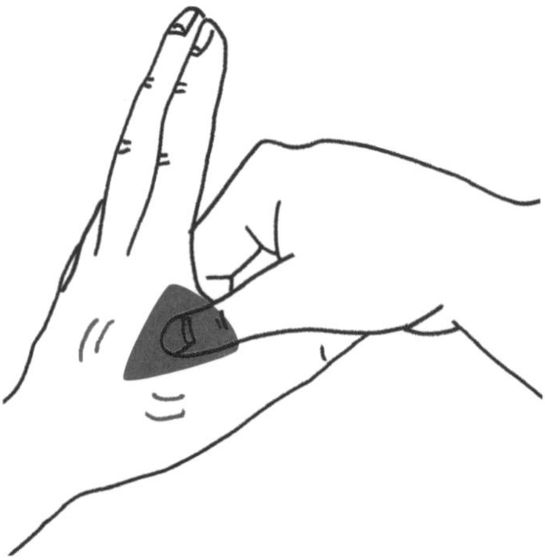

1

另一隻手的拇指抵在合谷①，其餘手指抵住掌心。反覆以「用力按→放鬆」的方式按壓3～5分鐘。另一隻手也一樣。

◆ POINT

若按壓太久或頻率太密集，可能會造成痛、腫。建議1次最多按壓5分鐘，1日最多5組即可。

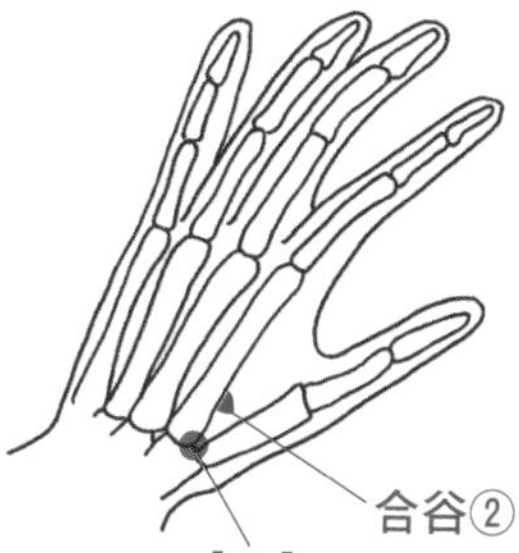

拇指骨與食指骨交會處【A】稍微靠食指位置的凹陷為「合谷②」。

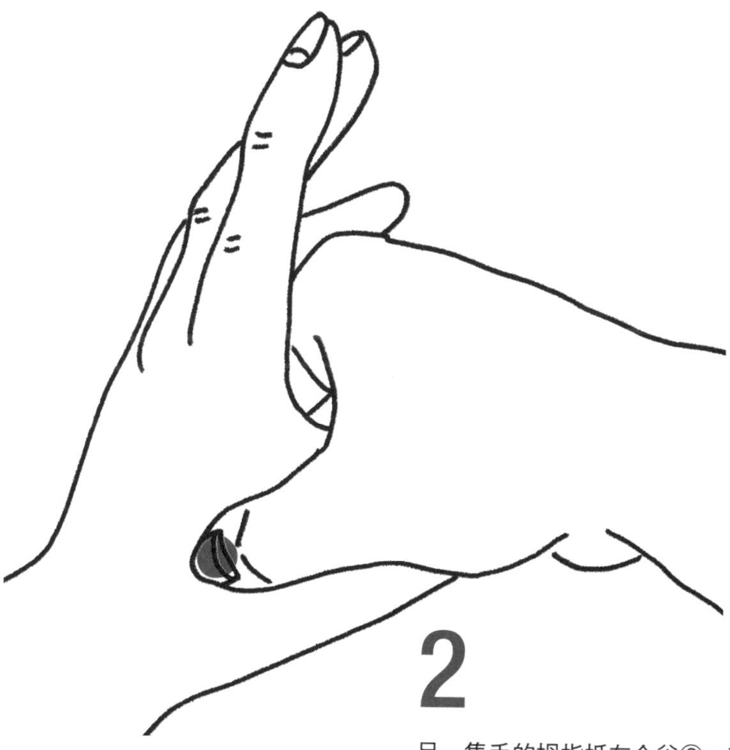

2

另一隻手的拇指抵在合谷②，其餘手指抵住掌心。反覆以「用力按→放鬆」的方式按壓3～5分鐘。

另一隻手也一樣。

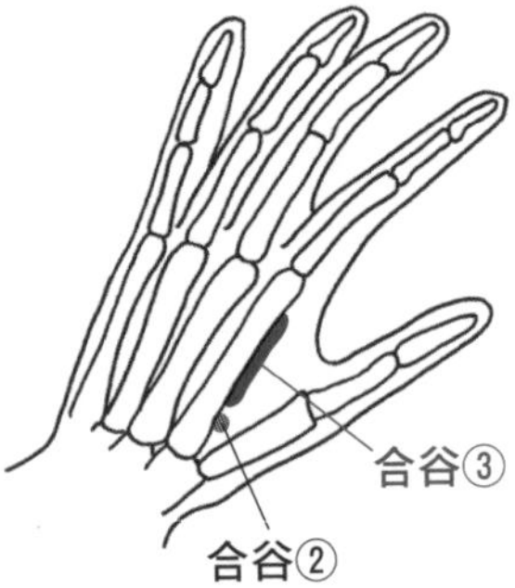

合谷②（參閱31頁）至食指第三關節的骨頭邊緣處為「合谷③」。

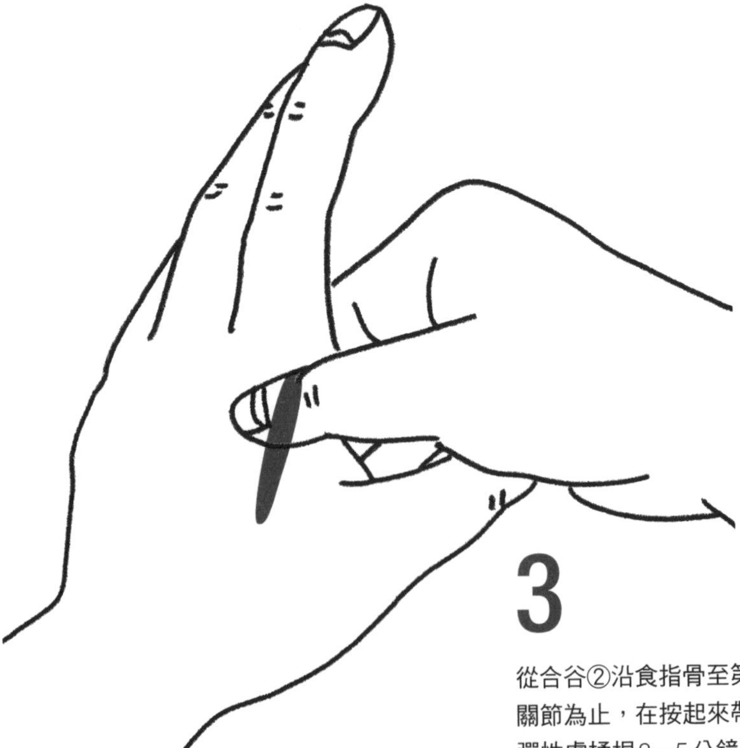

3

從合谷②沿食指骨至第三關節為止，在按起來帶有彈性處揉捏3～5分鐘。

另一隻手也一樣。

第 2 章

高血壓為何可怕？

血壓就是血液推擠血管壁的力量

◆血液流動會帶給血管壁壓力

除了降低血壓的方法以外，這裡也要告訴大家，所謂的「血壓」究竟是什麼。認識血壓的機制將有助於理解該怎麼做才能降低血壓，並付諸行動。理解本書介紹的降血壓方法為何有效之後再實踐，會比不求甚解照著別人推薦的方法做更有效。

血壓是由「血」和「壓」兩個字組成的，正如字面上的意思，指的是「血液的壓力」，也就是血液流動所形成的壓力。那麼，身體的什麼地方會承受血液流動帶來的壓力呢？答案是血液流經的血管內側的管壁（血管壁）。舉例來說，血液流動的勁

血液流動對血管壁形成的壓力便是血壓

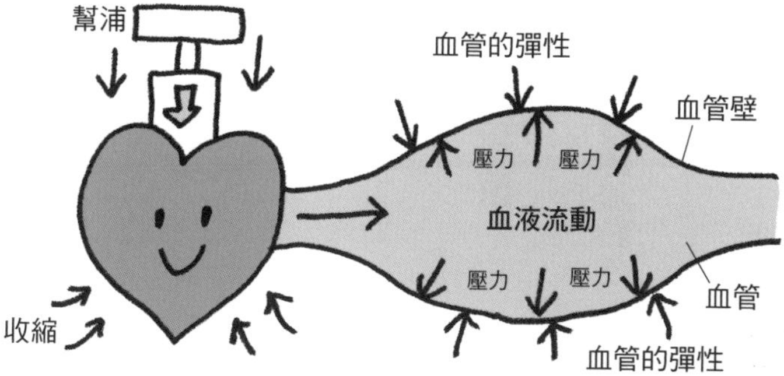

從心臟送出的血液在流經血管時，會帶給血管的內側管壁（血管壁）壓力，這種壓力便是血壓。血管具有彈性能柔軟地伸縮，使血液得以順暢地流動。

道強的話，帶給血管壁的壓力就會變高；相反地，血液流動若是和緩，血管壁就不太會承受壓力。

◆影響血壓的兩大因素

請你回想一下，測量手腕的脈搏時，手指是不是會感覺到有一股跳動的「壓力」呢？手指感覺到的跳動的節奏，正是心臟將血液送出來的節奏。在心臟測量到的節奏稱為「心跳數」，在動脈測量到的節奏則稱為「脈搏數」。

心臟就像是一具幫浦，以一定的節奏收

縮，不停地將血液送往全身。心臟會藉由收縮向血液施加強大的壓力，讓血液得以前往全身的每個角落。心臟的收縮力道愈大，每次心搏所送出的血液量（心輸出量）就愈多，血液流動的力道就更強。那麼「心輸出量多」就等於「血壓高」嗎？

其實答案不一定是「YES」，也有可能是「NO」。運動會造成心輸出量增加，血壓因此上升，在這種狀況下的確是「YES」。但如果心輸出量正常，血管卻因為寒冷或精神壓力而收縮的話，血壓也會上升，這時就是「NO」了。

◆收縮壓與舒張壓

所有在血管內流動的血液都具有壓力，不過壓力的大小會因血管是動脈（負責從心臟輸送血液至身體各處的血管）或靜脈（負責從身體各處將血液運送回心臟的血管），以及血管的粗細而有所不同。我們一般說的「血壓」是指動脈內的血液壓力，通常是測量上臂的「肱動脈」壓力，但有時也會測量手腕處。

血管變窄會使血壓升高

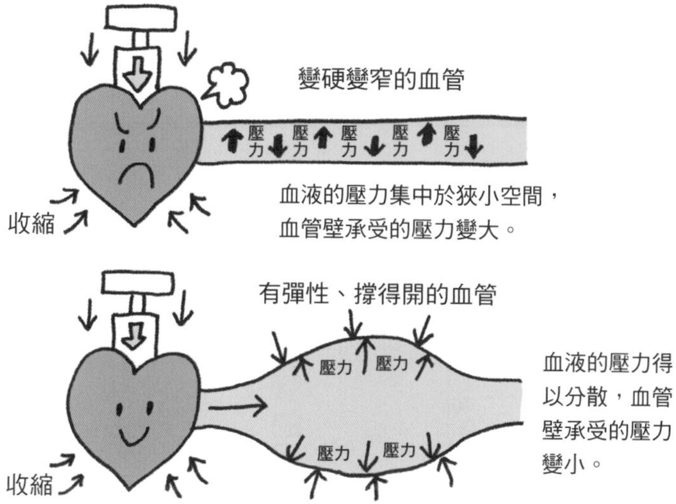
變硬變窄的血管
壓力
血液的壓力集中於狹小空間，
血管壁承受的壓力變大。
收縮
有彈性、撐得開的血管
壓力
血液的壓力得
以分散，血管
壁承受的壓力
變小。
收縮

大量血液流入血管時，血管會被撐開，讓血液得以順利流過。但血管的彈性如果變差，血管就會撐不開，使得血管壁承受強大的壓力。

在負責從心臟輸送血液至全身的動脈中，由於肱動脈的位置與心臟同高，因此可以忽略與心臟的高低差所造成的血壓變化。若測量部位高於心臟，量出來的血壓會偏低；低於心臟則會偏高。所以如果選擇在手腕處量血壓的話，就必須讓測量部位與心臟同高。

另外，量血壓時一定都會量「高壓」和「低壓」。一般說的「高壓」是指心臟收縮、將血液送往大動脈時帶給血管壁的壓力，就是所謂的「收縮壓」。心臟收縮、將血液送出後會關上瓣膜（主動脈瓣）防止血液倒流。送出的血液會擴張主動脈，藉由主動脈的彈性推擠血液將血液往身體各處運送。當心臟沒有送出血液時，處於舒張狀態，此時的血壓會降至最低；因為量測的時間點是在心臟舒張的時候，所以稱為「舒張壓」。

◆血壓取決於心輸出量與末梢血管的阻力

心臟如同幫浦般用力送出大量血液時，主動脈會被血液撐開，使內腔張大。若主動脈的彈性足夠，便會藉由彈性將血液往前推送，此時的血壓就是舒張壓（低壓）。但如果主動脈像是一條硬梆梆的管子、缺乏伸縮性的話，那會發生什麼事？當心臟送出來的大量血液進入主動脈後，被撐大的血管不會恢復原狀，使得舒張壓（低壓）驟降。主動脈的彈性好，舒張壓會高，缺乏彈性舒張壓則會偏低。相反地，動脈硬化造成末梢血管變窄、血液不易流動的話，舒張壓會變高。當主動脈開始硬化，收縮壓與舒張壓都會上升，若持續硬化下去，則收縮壓會上升，舒張壓會下降。

血壓便如同以上的說明，是由心臟送出血液的力道與血液在血管內的流動狀況來決定的。心臟送出血液的力道愈大，血壓愈高；血液在血管內愈不易流動，血壓同樣會愈高。

檢查**心輸出量**（心臟1分鐘送出的血液量）與**末梢血管阻力**（血液通過手腳等處的末梢血管時所承受的阻力）可以得知心臟輸送血液的力道與血液的流動狀況，並根據這兩個數據求出血壓值。水龍頭接上水管時，如果捏住水管口，水柱會更強而有力。末梢血管收縮（末梢血管阻力大）會造成血壓上升，就和捏住水管口的道理是一樣的。

血壓時時刻刻都在變動

血壓在1天之中有高有低

心臟在安靜狀態下，每分鐘會以規律的節奏反覆收縮與舒張60～80次，將血液送往全身。是心跳的快慢並不是永遠都一樣的。

相信每個人都有進行劇烈運動或遭到驚嚇導致心跳加速的經驗。當心跳加速，大量的血液會在短時間內送往主動脈，使得血壓出現變化。至於放鬆心情休息或睡眠時，心跳會變慢、放緩從心臟送出血液的速度，因此血壓會降低。一般來說，血壓會在起床後開始上升，在活動量多的白天偏高，到了晚上活動量減少後便會下降，在睡覺時降至最低。

另外，吃飯、洗澡、上廁所或感到緊張時，血壓也會上升。血壓就像這樣在一天之中不斷地上上下下。以24小時為區間，在此區間內的血壓變化稱為「血壓一日波動」。健康檢查時量的血壓只是暫時性的，就算檢查結果「偏高」，也可能是測量時剛好心情緊張、有心事，以至於血壓上升。如果想知道準確的血壓值，只量一次是不夠的，必須量好幾次，而且最好可以24小時持續測量，以掌握更準確的血壓。

◆自律神經會控制血壓

那麼，血壓是由身體的哪個部位負責控制的呢？前面提過，血壓會受到心臟輸出的血液量，以及血液在血管內的流動狀況（末梢血管阻力）影響。換句話說，從心臟送出大量的血液，或是導致血液不易流動的因素都會讓血壓產生變化。

大家可以試著想像，在何種狀況下，心臟會將大量血液送往全身呢？心臟輸出的血液量增加，代表心跳變快。當心臟不停跳動、持續送出大量血液，也就是心跳加快時，心輸出量會增加。那什麼時候會出現血液不易流動的狀況呢？當末梢的血管收縮，血液就會變得不易流動。

這些狀況其實都是自律神經製造出來的。自律神經不受意識的控制，掌管生存所必要的各種機能（呼吸、血壓、心跳、消化、體溫調節等）。交感神經與副交感神經是構成自律神經的2大神經系統，我們的身體會視狀況自行判斷，何者該優先運作才有助於生命的維持，並在兩者之間保持平衡。

交感神經被稱為「戰鬥或逃跑的神經」，在緊張時會優先運作；副交感神經則有「休息的神經」之稱，在放鬆時會優先運作。交感神經優先運作時，心跳會變快，血管也會收縮。也就是在身心緊張的狀態下，交感神經會優先運作，血壓因此上升。

血壓一日波動

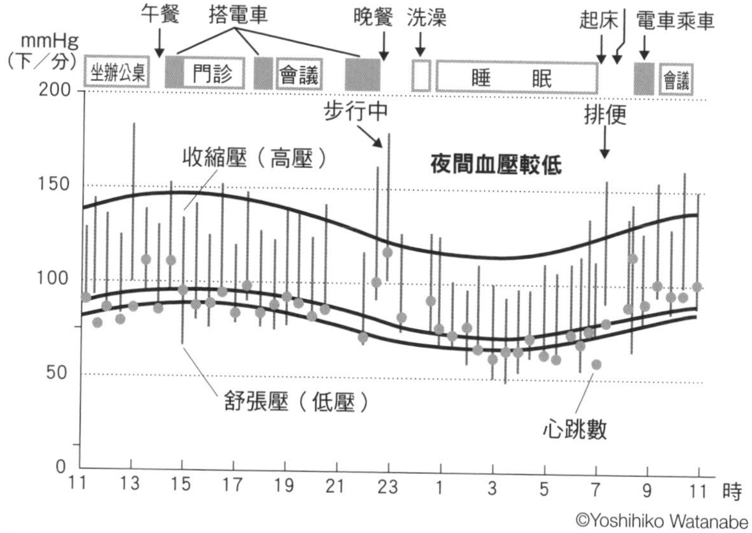

血壓在一天之中會有上下波動。一般來說，在活動量大的白天較高，活動量少的晚上、睡眠時較低。

自律神經與身體運作的關係

交感神經優先	身體運作	副交感神經優先
變快	呼吸	變慢
變快	心跳	變慢
收縮	血管	舒張
上升	血壓	下降
緊繃、僵硬	骨骼肌	放鬆
抑制蠕動	消化道	促進蠕動
促進	流汗	抑制
收縮	瞳孔	張大

交感神經優先運作時，會心跳加快、血管收縮。心輸出量增加會使得流往血管的血變多，血壓上升。

什麼是高血壓？

◆高壓140㎜Hg以上，或（且）低壓90㎜Hg以上

血壓的正常標準值是收縮壓（高壓）未達120㎜Hg，且舒張壓（低壓）未達80㎜Hg。但這項數值是在醫療院所或檢查機構，以特定的裝置及測量條件下，進行測量所得到的「診間血壓」之正常值。

至於在家裡量到的血壓數值則稱為「居家血壓」。居家血壓的正常值標準為收縮壓未達115㎜Hg，且舒張壓未達75㎜Hg。

診間血壓的收縮壓在140㎜Hg以上，或（且）舒張壓在90㎜Hg以上會被診斷為高血

血壓值的分類

分類	診間血壓（mmHg）			居家血壓（mmHg）		
	收縮壓		舒張壓	收縮壓		舒張壓
正常血壓	＜120	且	＜80	＜115	且	＜75
高血壓前期	120～129	且	＜80	115～124	且	＜75
高血壓警示期	130～139	且／或	80～89	125～134	且／或	75～84
高血壓第一期	140～159	且／或	90～99	135～144	且／或	85～89
高血壓第二期	160～179	且／或	100～109	145～159	且／或	90～99
高血壓第三期	≧180	且／或	≧110	≧160	且／或	≧100
（獨立性）收縮期高血壓	≧140	且	＜90	≧135	且	＜85

日本高血壓學會　高血壓診療指南2020製作委員會編《高血壓診療指南 2020》（文光堂）

壓，並依程度分為Ⅰ～Ⅲ的3個階段。

若收縮壓介於120～139mmHg，舒張壓介於80～89mmHg，則屬於「高血壓預備部隊」，這又可分為高血壓風險較高的「高血壓警示期」與風險略低的「高血壓前期」2個階段。

高血壓警示期的定義為收縮壓介於130～139mmHg或（且）舒張壓介於80～89mmHg；高血壓前期則是指收縮壓介於120～129mmHg且舒張壓未達80mmHg。

高血壓可分為2類

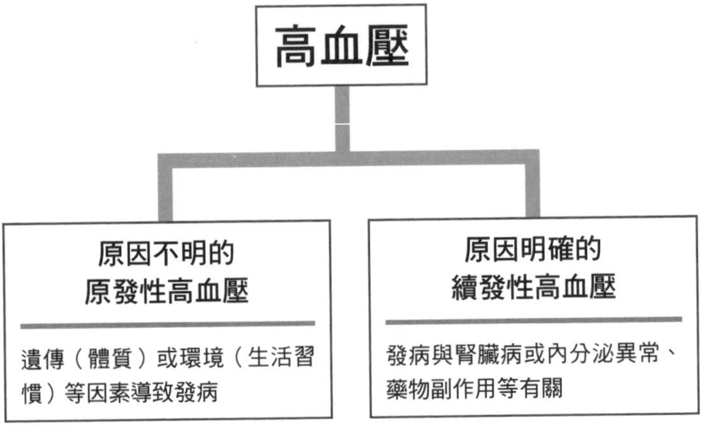
高血壓
原因不明的
原發性高血壓
遺傳（體質）或環境（生活習慣）等因素導致發病
原因明確的
續發性高血壓
發病與腎臟病或內分泌異常、藥物副作用等有關

◆導致高血壓的因素

高血壓分為無法找出血壓上升原因的「原發性高血壓」，以及知道原因為何的「續發性高血壓」。導致續發性高血壓的因素包括了腎臟病、內分泌系統疾病（內分泌異常）、睡眠呼吸中止症、藥物副作用等。高血壓總數中約有1成是續發性高血壓，絕大多數都是原發性高血壓。

原發性高血壓雖然難以找出原因，但目前已知有數種與發病相關的因素，像是遺傳（與基因有關）、環境因素。

遺傳與環境的交互作用導致發病

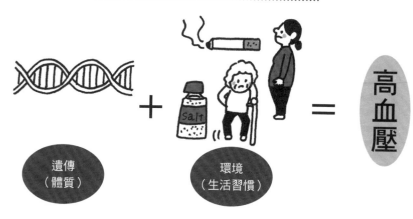

帶有容易高血壓的基因，又過著高血壓風險高的生活，高血壓就容易發病。

遺傳因素是指天生就是血壓容易上升的體質。研究指出，與腎臟的鈉再吸收有關的基因異常是其中的一項原因。

至於環境因素則包括年齡增加、肥胖、鹽分攝取、喝酒、吸菸、壓力、運動不足等生活習慣。一般認為是遺傳因素與生活習慣不佳等環境因素複雜的交互作用，造成了高血壓發病。

近年來的研究發現，具備遺傳因素的人（容易高血壓的體質）很少單純因為遺傳因素而發病，要再加上環境因素，才會容易成為高血壓患者。

不易發現的「隱匿型高血壓」

◆在醫院量時血壓會變高的人（白袍高血壓）

血壓會因為生活中的一些小事而上升。例如，有些人在醫生及護理師面前量血壓會感到緊張，因此量出來的血壓會比平時高。這時，如果平常在家量的血壓（居家血壓）收縮壓未達135mmHg，且舒張壓未達85mmHg的話，就不會被診斷為高血壓。

若居家血壓沒有被診斷為高血壓，但在醫療院所量的血壓（診間血壓）收縮壓140mmHg以上，或舒張壓90mmHg以上，甚至兩者都超標的話，就稱為「白袍高血壓」。白袍高血壓不會立即危害健康，但有高度風險會在未來演變為高血壓，因此需要觀察

高血壓患者（60歲以上）的心血管疾病罹病率

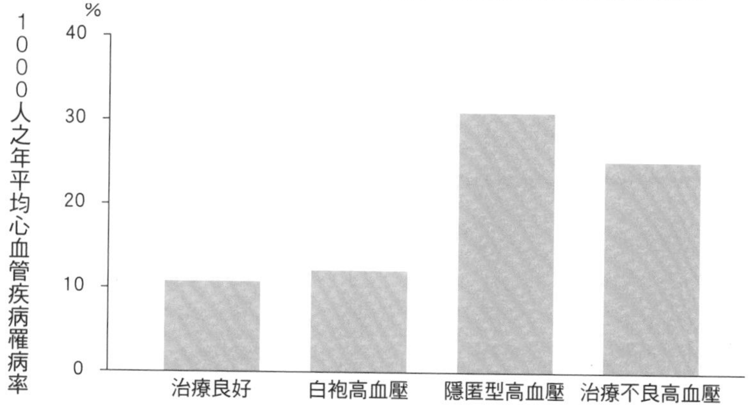
%
1000人之年平均心血管疾病罹病率
40
30
20
10
0
治療良好
白袍高血壓
隱匿型高血壓
治療不良高血壓

Boblie G.et al：JAMA 2004；291：1342-1349

與其他類型的高血壓患者相比，隱匿型高血壓的人罹患心肌梗塞等心血管疾病的風險較高。

後續的發展。

◆在家量時血壓會變高的人

也有人與白袍高血壓剛好相反，在醫院量時血壓不高，在家量時卻總是偏高。這種雖然診間血壓沒有被判定為高血壓（屬於正常血壓、高血壓前期或高血壓警示期），但居家血壓卻為高血壓（收縮壓135mmHg以上且舒張壓85mmHg以上）的狀態，就像高血壓被隱藏起來一樣，因此稱為「隱匿型高血壓」。

隱匿型高血壓也是高血壓。一般認

為其背後存在許多病理狀態，需要特別注意。目前已經知道，隱匿型高血壓的人由於平時血壓就高，持續給血管、心臟帶來過多的負擔，未來罹患心肌梗塞、中風的風險等同於一般的高血壓患者，因此隱匿型高血壓也需要及早發現、及早治療。

◆隱匿型高血壓的3種類型

隱匿型高血壓包括了晨間高血壓、夜間高血壓、日間高血壓3種類型。

晨間高血壓

這種類型是因為起床時自律神經從副交感神經優先運作切換到交感神經優先運作，切換過程不是很順暢的情況下，便會出現血壓不穩的現象。早晨的血壓若收縮壓在135mmHg以上，或舒張壓在85mmHg以上，就會被診斷為晨間高血壓。常喝酒、降血壓藥物無法完全使血壓下降、冬天的溫差等都會造成影響。在隱匿型高血壓的3種類型中，晨間高血壓的患者尤其多，而且由於早晨的血壓急遽上升，引發心肌梗塞或中風的風險也特別高。

夜間高血壓

就寢時活動量較少，照理來說血壓應該比白天低，但這種類型的人其夜間血壓反而比白天高。夜晚的血壓若收縮壓在120㎜Hg以上，或舒張壓在70㎜Hg以上，就會被判定為夜間高血壓。由於醫院的診療都是在白天進行的，因此不易發現。如果有夜間高血壓的話，未充分下降的血壓會讓血管、心臟到了夜晚該休息時卻仍然承受著負擔，造成心肌梗塞、中風的風險增加。

日間高血壓

這種類型的人是診間血壓及居家血壓都很正常，但在某個特定時間血壓會上升。白天時段，若符合收縮壓135㎜Hg以上，舒張壓85㎜Hg以上的任一情形，或兩者皆符合的話就會被診斷為日間高血壓。日間高血壓通常發生於肥胖或有高血壓家族病史的人，據說健康檢查為正常的人之中，也有3～4成屬於日間高血壓。

高血壓是很可怕的！

高血壓引起的併發症

暫時性的高血壓幾乎都不會出現自覺症狀，也不會對日常生活造成太大的影響；但如果長時間放著高血壓的狀態不管，就會產生許多健康風險。因高血壓而引發的疾病統稱為高血壓併發症，包括：動脈硬化、動脈硬化所導致的中風及心肌梗塞、心臟肥大及心臟衰竭等心臟病、慢性腎臟病（ＣＫＤ）、糖尿病等。

◆動脈硬化

長期、持續性的高血壓會讓血管壁受損、變硬、失去彈性，導致血管內腔難以撐大，這種狀態就是「動脈硬化」。動脈硬化會使血管內腔變窄，血液變得愈來愈不易流動，令高血壓的情況更加惡化。

此外，膽固醇等物質也容易沉積於因高血壓而受損的血管壁上，最終造成血管壁變性隆起、內腔變窄，使血液停滯；並成為容易形成血栓的環境。血栓若阻塞腦血管便會引發腦梗塞，阻塞了心臟的冠狀動脈則會引發心肌梗塞。

◆中風（腦出血、腦梗塞）

因為長期高血壓造成腦部的細小動脈的硬化，以至於可能會承受不住強大的血壓而破裂出血，這便是腦出血。另外，包覆腦部的蛛網膜內側血管的動脈瘤（於血管壁形成的瘤）若是破裂，則會引發蛛網膜下腔出血。這類腦血管破裂、出血都會危及性命。另外，腦部較粗的動脈如果因高血壓而硬化的話，血栓就容易阻塞在這些變性的血管中，最終導致血液無法流通，引發腦梗塞。腦梗塞視發病部位也有危及性命的風險；就算只是暫時性的梗塞，仍然可能留下腦細胞壞死、身體麻痺或語言障礙等後遺症。

◆心肌梗塞、勞動發作型心絞痛

心臟的冠狀動脈硬化，使血管內腔變窄，導致血栓阻塞、血液無法流通的狀態，便是心肌梗塞。血液無法流通的部位細胞會開始壞死，因此梗塞時間長、範圍大的話，可能會危及性命。就算血液沒有完全不通，但硬化的動脈使得血液容易停滯；當身體勞動時，血液流動量過低，身體因氧氣供應不足而產生胸痛，也就是勞動發作型心絞痛。心絞痛是暫時性的，會平息下來；但如果放著不管，有可能會演變為心肌梗塞，因此必須接受治療。

◆心臟肥大、心臟衰竭

一旦有了高血壓，心臟就要用更強的力道才能將血液送出去；這股壓力會對心肌形成負荷。為了產生更大的力量心肌得變得肥大，再繼續施加壓力的話，心肌細胞就會纖維化。心臟肥大長期發展的話，會讓心臟的收縮力（輸送力）下降，心室的擴張力量也會下降，導致心臟衰竭，讓身體難以動彈、變得容易疲倦。

◆慢性腎臟病（CKD）

若因為高血壓而造成腎臟動脈硬化的話，腎臟內的血液流動就會停滯，導致腎功能下降，使體內充滿多餘的水分、鹽分及有害的老廢物質，全身的血液量增加又使高血壓的情況更進一步地惡化了。

血壓高低差距過大也很危險

脈壓差是主動脈硬化的指標

收縮壓（高壓）減舒張壓（低壓）得到的數值稱為**脈壓差**。透過脈壓差可以知道什麼呢？

收縮壓是心臟收縮送出血液時，靠近心臟的主動脈所承受到的血液壓力。心臟輸送血液的力道愈大，收縮壓就會愈高。但主動脈的彈性若是降低，收縮壓也一樣會變高。換句話說，當主動脈發生硬化、血管無法配合血流量充分伸縮時，收縮壓就會變高。

何謂脈壓差

脈壓差是評估靠近心臟的主動脈是否硬化的指標。

脈壓差 ＝ 收縮壓 － 舒張壓

- 脈壓差30～50mmHg　→　理想範圍
- 脈壓差60mmHg以上　→　有動脈硬化風險

舒張壓是心臟舒張、蓄存血液時（沒有送出血液時）的血壓，代表已經送入血管的血液帶給血管壁的壓力。通常情況下，當心臟以強大的力量將血液送出後，如果舒張壓還維持在較高的狀態，那麼這時的血流也會像心臟收縮時那樣對血管壁施加巨大的壓力，這會導致高血壓。但如果舒張壓較低的話，就可以認為血流速度已經減緩了。

若因動脈硬化而導致主動脈無法充分伸縮的話，從心臟送出、帶著勁道的血液會一下子沒了勁，只能緩慢流動。換句說話，脈壓差大代表主動脈可能有硬化的趨勢。

一般而言，理想的脈壓差是30～50mmHg，超過60mm

Hg的話，主動脈硬化的風險就很高了，超過65mmHg則很有可能已經硬化了。

平均動脈壓是末梢血管硬化的指標

近來還有另一項與血壓有關的指標備受關注，那就是**平均動脈壓**。脈壓差是用來評估主動脈是否硬化的指標，平均動脈壓則是用來判斷從主動脈分出去的血管是否有硬化的趨勢。

平均動脈壓的計算方式是舒張壓＋脈壓差的⅓。這項數值接近於不受心搏影響、位於身體末端的小血管所承受的血壓，因此稱為平均動脈壓。

理想的平均動脈壓是100mmHg以下，若在100mmHg以

何謂平均動脈壓

平均動脈壓是評估身體的末梢小血管是否有硬化的指標。

平均動脈壓 ＝ 舒張壓 ＋（脈壓差 ÷ 3）

- 平均動脈壓在100mmHg以下 → 理想範圍
- 平均動脈壓在100mmHg以上 → 末梢血管可能有硬化的現象

收縮壓與舒張壓的差距（脈壓差）與年齡的關係

作者根據JNC7 & Burt et al (1995) Hypertension 23:305-313 修改而成

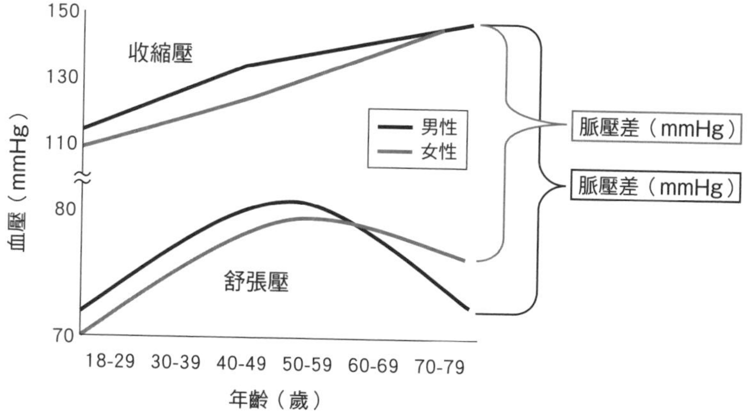

一般而言，血壓會隨著年齡的增長而上升。平均動脈壓會在50歲前後達到高峰，脈壓差則會愈來愈大。

上，末梢血管就有可能正在硬化。

◆高、低壓的數值都很重要

從以上的說明可知，收縮壓與舒張壓都要注意，不能只看其中一個，也沒有「高壓雖然高，但只要低壓低就沒關係」這種事。另外，動脈硬化是從末梢的細血管開始的，逐漸擴展到主動脈。變化就是**平均動脈壓先上升，接著脈壓差也逐漸拉大**。同時也要知道，年齡其實是動脈硬化的一大主因。

女性在更年期後要注意高血壓

◆雌激素會保護女性的身體

一般而言，女性的血壓較男性低，甚至許多年輕女性還有低血壓的困擾。女性整體血壓之所以偏低，是受到了一種名為雌激素的女性荷爾蒙影響。

雌激素具有使女性排卵、月經來潮、在子宮打造出適合懷孕的環境，以及為皮膚及頭髮帶來光澤、彈性、維持骨骼密度等作用，對於女性有舉足輕重的作用。

另外，雌激素會作用於血管內側的內皮細胞，合成一氧化氮。內皮細胞的一氧化氮濃度增加會使血管變軟、更有彈性，因此更容易撐開。換句話說，雌激素有助於

雌激素分泌量的變化

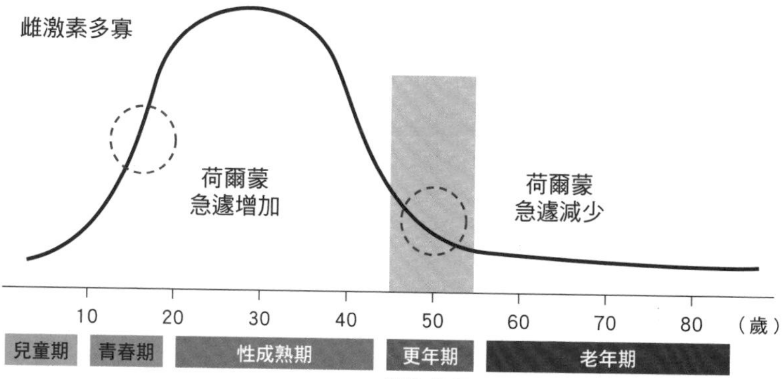
雌激素多寡
荷爾蒙
急遽增加
荷爾蒙
急遽減少
10
20
30
40
50
60
70
80
（歲）
兒童期
青春期
性成熟期
更年期
老年期

根據「KO-NENKI.Lab」網站之圖表修改而成

雌激素分泌量會在50歲前後急遽減少，60歲以後所剩無幾。女性雖然有雌激素的保護，但在更年期後便得暴露於各種健康風險之中。

增加血管的柔軟度、抑制血壓上升。

雌激素的另一項作用是增加好膽固醇，減少壞膽固醇，因此還能防止動脈硬化。

但雌激素的分泌在20～30歲到達高峰後會開始慢慢減少，50歲前後的更年期則是急遽下降。到了60歲以後，雌激素的分泌量則所剩無幾，女性也因此無法再受惠於雌激素帶來的好處，而暴露於各種健康風險之中。

◆更年期以後所有人都有高血壓的風險

女性在過了更年期後，原本被雌激素壓低的血壓會開始上升。年輕時，女性高血壓的比例雖然低於男性，但在更年期後，隨著年齡增長來到60多、70多歲，高血壓的比例會逐漸增加。而且雌激素減少會造成血液中的好膽固醇減少、壞膽固醇增加，提高了壞膽固醇沉積導致動脈硬化的風險。

另外，更年期屬於荷爾蒙平衡不穩定的時期，容易出現精神官能症或憂鬱症等。研究指出，受到這類心理壓力的影響，容易使交感神經優先運作，導致血壓上升。

到了70歲以後，高血壓患者的比例已經沒有男女差異了，而且罹患中風、心肌梗塞的機率也在急遽增加中。由於這些疾病都是到了年齡大時才找上女性的，因此危及性命的病例也比較多（中風尤其容易重症化）。

◆女性較缺乏控制血壓的意識

由於多數女性在年輕時血壓都維持在正常的範圍內，因此有不少人會認為「我這輩子應該都不用擔心高血壓吧。」正是因為缺乏憂患意識，才會太晚才知道要好好控制好血壓。

而且更年期時自律神經容易失衡，血壓更加難以維持穩定，有時還會出現劇烈的高低起伏。雖然不用過度擔心更年期的暫時性高血壓，但有些人就會因此而鬆懈下來，沒有留意到血壓已持續偏高了。有些人則是已經高血壓了，卻還渾然不覺。

基於以上這些因素，女性在過了更年期以後就應該多加關心自己的血壓，若發現有變高的趨勢就要想辦法控制。預防高血壓有助於預防動脈硬化，也能避免中風、心肌梗塞等疾病找上自己。這需要在平時就養成量血壓的習慣，清楚掌握自己的血壓狀況。

遠離引發高血壓的生活習慣

◆哪些生活習慣會導致血壓上升？

高血壓是容易形成高血壓的體質（遺傳因素）與容易使血壓上升的生活習慣（環境因素）共同造成的。體質雖然無法改變，但生活習慣卻是可以透過觀念和努力改變的。以下將說明哪些生活習慣會引發高血壓。

增加高血壓風險的生活習慣① 鹽分攝取過多

若攝取了過多的鹽分（鈉），為了維持血液中鈉與水分的平衡關係，就必須增加身體中的水分量，這將導致整體血液量增加，血壓也就隨之上升了。多餘的鈉雖然會透過腎臟排泄掉，但含量如果太高，會來不及排泄，讓血液中的鈉含量一直處在過多的狀態。這將對腎臟造成沉重的負擔，使得腎臟變得虛弱。

理想的食鹽攝取量是每天6公克以下。

增加高血壓風險的生活習慣② 肥胖

肥胖者（BMI25～30）的高血壓風險是非肥胖者（BMI未達25）的1.5～2.5倍。由於吃得太多、攝取過多的鹽分，導致血液量增加，因此肥胖者的血壓特別容易上升。尤其是內臟脂肪高的肥胖者，胰島素的效用會變差。分泌過多的胰島素會對腎臟造成負面影響，且容易使血壓上升。因此，就算BMI不高，但內臟脂肪高的話還是得多加注意。減重有降低血壓的效果。根據估計，每減重1kg可以降低收縮壓約1.1mmHg，舒張壓約0.9mmHg。

增加高血壓風險的生活習慣③ 運動不足

透過運動來促進血液循環不僅能提升腎臟機能，還能將多餘的鈉排出體外。不運動會造成血液循環變差，無法順利將鈉排出；血液量因而增加，血壓也容易上升。

另外，運動也會促進一氧化氮的合成，有助於血管變軟、擴張血管。運動不足的話，身體就不太會合成一氧化氮，容易讓血管變硬、失去彈性，使血壓上升。

增加高血壓風險的生活習慣④ 喝酒

血壓在剛喝完酒時雖然會短暫下降，但之後就會上升。酒精有擴張血管的作用。喝下高濃度的酒精會使人滿臉通紅，維持8小時血壓下降的狀態，這些都是酒精擴張血管的作用帶來的。但酒精會抑制血管內皮細胞生成一氧化氮，使血管收縮。雖然目前還不清楚規律性飲酒導致血壓上升的詳細機制，但應該與好幾種機制有關。

一般認為，當血液中的乙醛增加時，血管會擴張，血壓下降，但身體會對血壓下降產生反應，使交感神經亢進，心跳加快。晚上習慣小酌的人如果增加飲酒量就容易引發晨間高血壓，因此要小心別飲酒過量了。

有長期飲酒習慣的人、時常飲酒過量的人除了高血壓外，中風、癌症的風險也會隨之提高。

有研究指出，受控制的飲酒量有降低收縮壓3㎜Hg、舒張壓2㎜Hg的效果。

增加高血壓風險的生活習慣⑤ 吸菸

香菸中所含的尼古丁具有使血管收縮、血壓上升的作用。研究發現，吸1支菸會讓血壓上升約10㎜Hg（某些人會到20～30㎜Hg），且會持續30分鐘。香菸的煙霧中含有會傷害血管壁，導致動脈硬化的一氧化碳。由此可知，不只是高血壓，吸菸還會增加中風、心肌梗塞的風險。除了吸菸者外，含大量有害物質的二手菸也會嚴重影響到旁人的健康。為了防止吸菸、二手菸造成的危害，應該立即戒菸。

壓力與血壓上升的關係

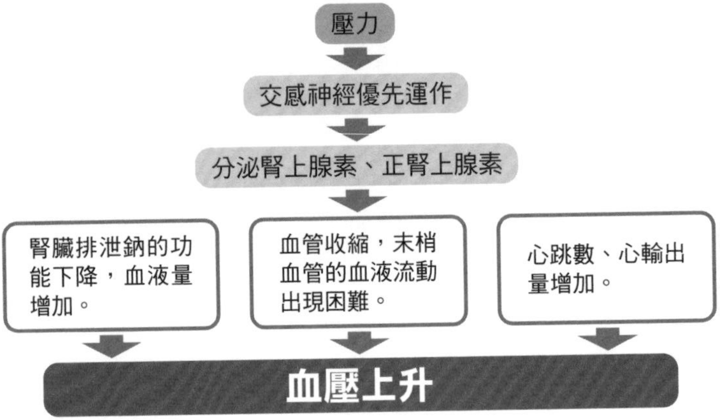

壓力
交感神經優先運作
分泌腎上腺素、正腎上腺素
腎臟排泄鈉的功能下降，血液量增加。
血管收縮，末梢血管的血液流動出現困難。
心跳數、心輸出量增加。
血壓上升

增加高血壓風險的生活習慣⑥ 壓力

壓力除了精神方面的，也包括疼痛、冷熱等身體上的感知壓力。承受壓力會使交感神經優先運作，分泌大量的腎上腺素、正腎上腺素等神經傳導物質，使心跳加快、血管收縮，導致血壓上升，並可能造成腎臟機能下降。

若長期承受壓力，將使血壓偏高的狀況常態化，演變為高血壓。

第 3 章

「頭皮血管舒緩操」為何有效

打開頭皮的毛細血管來降低血壓

◆打開血管可以改善血液循環

頭皮血管舒緩操是用手掌來按揉、舒緩頭皮，給予毛細血管適度的刺激，以促進血液循環、擴張血管，藉此降低血壓。為什麼血管打開了，血壓就會下降呢？

這裡用一個容易理解的例子來說明。想像你接了一條橡膠水管在水龍頭上，然後轉開水龍頭。如果用手指捏住水管口，使管口變窄變小的話，水壓就會升高，水流也會變成強勁的水柱。如果把捏著水管的手指鬆開的話，又會發生什麼事呢？水壓會降低，水柱失去了勁道後從變寬的水管口緩緩流出。

血管擴張與血壓的關係

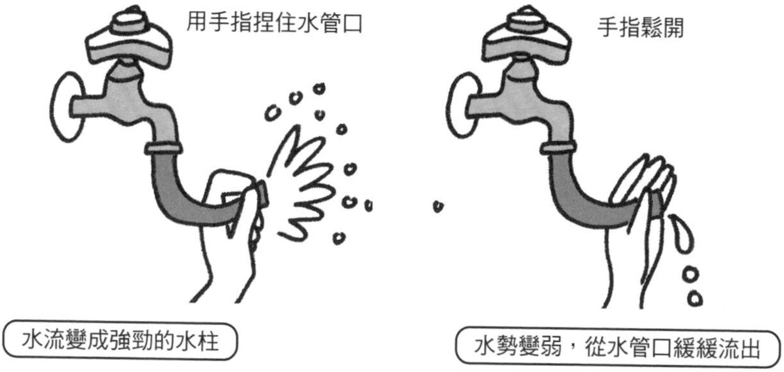

捏住水管口使水管口變窄，水壓會上升，鬆開管口水壓則會下降。將水管換成血管，水換成血液的話，血壓會因為血管內腔的寬或窄而有所變化。

我們將橡膠水管換成血管，水換成血液來思考看看。當相同的血液量流過時，如果血管內因為某種原因而變窄的話，就會增加血液流動的力道，使血壓上升。但只要血管內腔能充分撐開，血液就能順暢地流動，不會給血管帶來巨大的壓力。換句話說，如果血管確實擴張，血壓就不會上升了。

血管健康的話，當血液流動變快時，血管自然就會擴張，以便血液流動。因此，透過頭皮血管舒緩操來加快頭皮毛細血管的血液流動，血管便會擴張，幫助血液順暢通行，進而降低血壓。

◆一氧化氮具有擴張血管的作用

血液流動速度變快會增加血液與血管的摩擦，使血管內膜分泌出一氧化氮。當一氧化氮作用於血管的平滑肌上時，會有放鬆肌肉，打開血管的效果。進行頭皮血管舒緩操或是透過運動來加快血液流動，就會促進一氧化氮的生成。後面會介紹的「握毛巾」也有增加一氧化氮分泌的效果。

除了以上提到的方法外，另一個增加一氧化氮的方法是：攝取富含蛋白質的食品（瘦肉、魚、大豆等）。此外，多酚、維生素C、維生素E等營養素具有抗氧化作用，也有助於生成一氧化氮。上述的食品及營養素都具有促進一氧化氮生成、提升血管擴張力的效果。

相反地，運動不足或營養不均衡、不健康的生活習慣及壓力，則會減少一氧化氮的生成。想降低血壓的話，就要培養能夠促進一氧化氮生成的生活習慣。

內皮細胞受損會分泌不出一氧化氮

但是，如果因為動脈硬化等問題而傷到血管的內皮細胞，那麼就算是努力運動、多攝取蛋白質，也還是無法生成一氧化氮。因此，預防動脈硬化也是一大關鍵。

預防動脈硬化的注意事項包括：戒菸、少吃高油脂食物、多攝取膳食纖維、飲酒適量、養成運動習慣、減肥、避免累積壓力等。

若不防範於未然，將血管維持在健康的狀態下，即使做再多的頭皮血管舒緩操或穴道按壓，也仍舊分泌不出充足的一氧化氮，血管也不會擴張，更達不到降血壓的效果。因此，在按摩頭皮、按壓穴道的同時，也必須用心預防動脈硬化。

改善血液循環能夠解決肩膀痛、頭痛、手腳冰冷等問題

◆血液循環變好可以緩解肌肉緊繃

有不少人在做了頭皮血管舒緩操後，肩膀痛或頭痛都得到了改善。

肩膀痛是姿勢不良、肌力不足、精神壓力等原因所引起的。例如，姿勢不良或是長時間處在不自然的姿勢，導致頸部、肩膀附近的肌肉緊繃，壓迫到血管，影響血液循環。血液流動受阻的話，就容易堆積乳酸等老廢物質，當這些老廢物質刺激到末梢神經時便會產生疼痛。

另外，壓力有時也會讓交感神經優先運作，用力繃緊肌肉，造成血液循環不良。

血液循環不良會導致肩膀痛、頭痛

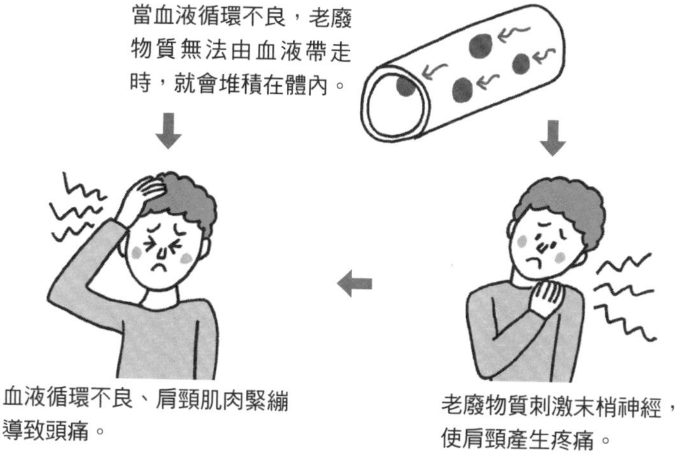
當血液循環不良，老廢物質無法由血液帶走時，就會堆積在體內。
老廢物質刺激末梢神經，使肩頸產生疼痛。
血液循環不良、肩頸肌肉緊繃導致頭痛。

想解決這些症狀的話，可以做頭皮血管舒緩操，促進肩頸周圍的血液循環，緩解肌肉緊繃，藉此改善肩膀痛。

◆對頭痛也有效

頭皮血管舒緩操對於伴隨肩膀痛而來的頭痛也同樣有效。因為肩膀痛所引發的頭痛稱為「緊張型頭痛」，是肩頸肌肉過度緊繃與血液循環不良，導致包覆頭蓋骨的筋膜疼痛所形成的。

遇到這種狀況時，緩解肩頸周圍的肌肉緊繃以及促進血液循環，將有助於改善頭痛。除了頭皮血管舒緩操外，還可以加溫肩頸處，或是進行伸展。

◆改善手腳冰冷問題

進行頭皮血管舒緩操及穴道按壓後，不只是頭皮、肩頸周邊，甚至連全身的血液循環都會變好，能讓整個身體暖起來，並有預防、改善手腳冰冷的效果。

全身的血管是相連的，當頭皮、肩膀周圍的血流變好後，血管就會擴張，讓血液得以流往身體的每個角落。如此一來，全身的血液循環都能因此而獲得改善，連遠離頭皮的手、腳也會變暖。

當手腳冰冷時，許多人都會搓揉手腳，試圖讓這些地方暖起來，但光是按摩冰冷的部位，熱度是無法維持太久的。要促進全身的血液循環，讓整個身體都暖起來，手腳才會變暖。一天做數次頭皮血管舒緩操可以維持血液流動順暢，有助於改善手腳冰冷的問題。

◆幫助身體消除疲勞

促進血液循環、幫助身體暖起來還有消除疲勞的效果。血液會回收、處理令我們感到疲勞的**乳酸**，當血液停滯不動，使得乳酸堆積於肌肉時，就會引起疲勞及疼痛。遇到這類情形時，改善血液循環、避免乳酸堆積就具有消除疲勞的效果。

除了頭皮血管舒緩操、穴道按壓外，進行輕度運動或伸展、泡澡都能幫身體加溫，促進血液循環，有助於更快消除疲勞。大家常覺得，累的時候盡量不要動，讓身體休息比較好，但其實這種時候正應該用頭皮血管舒緩操來舒展身心。

◆還能夠改善肌膚問題

血液循環不良時，會無法供應充分的氧氣及養分給皮膚的角質形成細胞（構成表皮的細胞），造成皮膚的代謝失調，因而容易粗糙、乾燥、長黑斑。另外，血液循環不良還會讓髮根的毛母細胞得不到充足的養分，增加白頭髮、禿頭的機率。由此可知，血液循環在肌膚及頭髮的健康上也扮演了重要的角色。

透過頭皮血管舒緩操及穴道按壓來促進血液循環，讓氧氣、養分能送往皮膚、髮根，並回收堆積的老廢物質，使肌膚及頭髮常保美麗。

調理自律神經，減輕身體不適

◆減輕更年期特有的不適

透過頭皮血管舒緩操及穴道按壓來促進血液循環、緩解肌肉緊繃，還能調理自律神經的運作。

自律神經負責控制心跳、血壓、調節體溫、腸胃運作等各種維持生命的機能。一旦失調（交感神經與副交感神經失去平衡）便會出現心悸、呼吸困難、煩躁、失眠、頭痛、頭暈、倦怠感、食慾不振、腹瀉、便祕、手腳冰冷等遍及全身的各種症狀。尤其是更年期女性，由於雌激素分泌不穩定，導致自律神經容易失調，頻繁地出現上

自律神經失調容易引發下列症狀

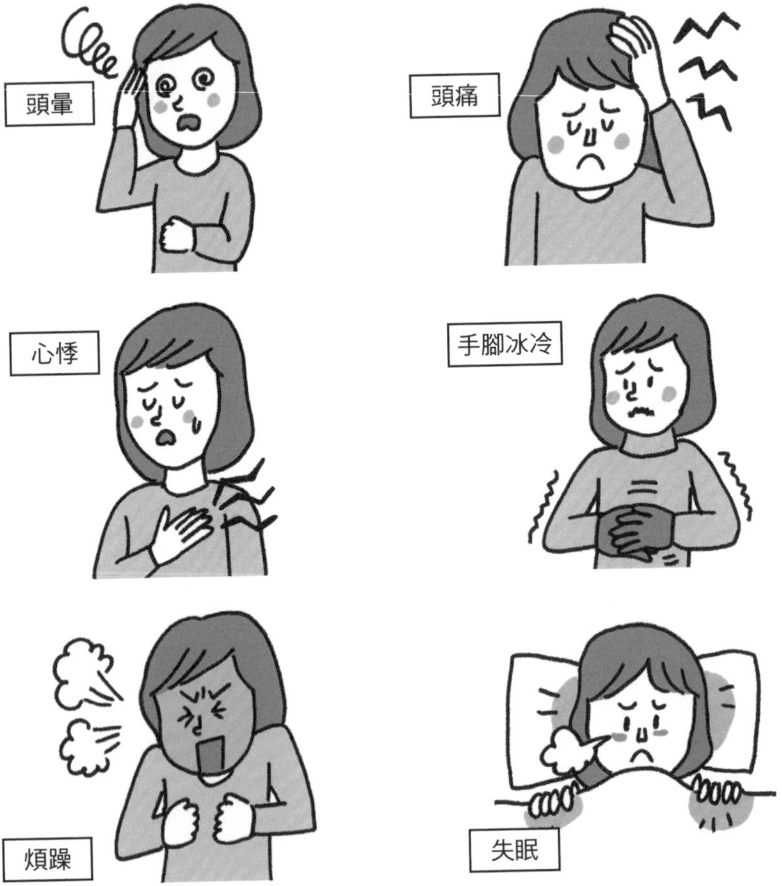

自律神經失去平衡時會出現各種全身症狀。更年期障礙（荷爾蒙失調）也會造成自律神經出問題。減輕壓力、培養運動習慣、建立良好生活作息都可以有效改善上述症狀。

述症狀。促進血液循環、緩解肌肉緊繃能夠調理自律神經，減輕這些不適症狀。

這些被視為更年期障礙的症狀其實起因於雌激素的分泌量不足，但也與精神壓力、疲勞、運動不足、生活不規律等有很大的關係。這些因素都會加劇不適症狀，頭皮血管舒緩操及穴道按壓則能有效地消除壓力及疲勞。

抑制交感神經過度運作

自律神經的平衡是建立在交感神經（緊張或亢奮時優先運作）與副交感神經（放鬆、睡眠時優先運作）這兩套神經系統的均衡上。累積太多壓力或是疲勞時，交感神經就會過度運作，造成心跳加速、血管收縮、肌肉緊繃。長期處在交感神經優先運作的狀態，會讓血管一直維持收縮、血壓居高不下。想要降低血壓，就必須讓副交感神經優先運作。

藉由頭皮血管舒緩操及穴道按壓來促進血液循環可以提升副交感神經的運作，有

提升副交感神經運作的生活方式

- 於固定時間起床、就寢，建立良好的生活作息。
- 早、中、晚三餐規律進食。
- 多攝取膳食纖維，調理腸道環境。
- 就寢前3小時不要進食（早點吃晚餐）。
- 盡可能步行上下班及購物（適度運動）。
- 在以39～40℃的溫水中泡澡。
- 避免身體受寒。
- 適量飲酒，並適時讓肝臟休息。
- 睡前不要用電腦或手機，以提升睡眠品質。
- 不要累積疲勞（覺得累時不要硬撐）。
- 找出能幫助自己排解壓力的方法。
- 記得多用腹式呼吸（呼吸拉長、放慢）。

助於抑制交感神經的過度運作。當副交感神經優先運作時，呼吸及心跳就會變緩，血壓也會趨於穩定。想降低血壓的話，就要提醒自己用能夠提升副交感神經運作的方式生活。

除了透過頭皮血管舒緩操及輕度運動來促進血液循環外，平日也要遵循作息正常、泡澡溫熱身體、維持良好睡眠品質、不要累積壓力及疲勞等原則。

借助「1/f波動」的放鬆效果來降低血壓

◆微妙的波動讓人感到舒適

你有聽過「1/f波動」這個詞嗎？1/f波動是一種包括人體在內，在動植物等自然界中普遍可見的現象，指的是規律的節奏中所產生的微妙偏差及變化。例如：心臟的跳動並不是像機器一樣固定不變的，是有些微變化的。蠟燭搖曳的燭焰、小河的淙淙流水聲、拍打到岸上的浪花、電車的晃動、小鳥的鳴叫聲、星星閃爍的光芒等，都具有1/f波動。

1/f波動具有讓人感到舒適、放鬆的效果，這是目前已知的事實。相信許多人都有搭捷運時，隨著捷運的搖晃不知為何就產生了睡意的經驗。市面上也有錄下海浪聲、小鳥鳴叫聲等大自然聲音的CD，宣稱聽了之後能讓人產生放鬆時會出現的腦波（α波）。1/f波動確實具有讓人感到舒適、放鬆的作用。

我曾製作一張錄了鳥鳴、河水聲的CD（《聞くだけで血圧が下がるCDブック》渡邊尚彥），請7位高血壓患者聆聽後，收縮壓降低了9㎜Hg。

◆頭皮血管舒緩操的波動可以讓血管擴張

實驗證明，用頭皮血管舒緩操按揉頭皮時，雙手帶有節奏的按摩動作會讓腦部出現如同感受到1/f波動時的腦波（α波）。這代表按揉動作所產生的節奏性振動能帶來等同於1/f波動的效果。

另外，目前也已經發現α波出現時血管會擴張，促進血液循環，使血壓下降。因此，進行頭皮血管舒緩操時記得要維持規律的節奏，降血壓的效果會更為顯著。本書推薦頭皮血管舒緩操的主要目的是為了降血壓，但想要轉換一下心情，或是因為累積太多壓力而感到煩躁時也可以做。這有助於平息不安、緊張、不耐煩等情緒，令心情放鬆。

舒暢、放鬆身心等也能夠預防、改善失眠，有助於建立良好的作息。

消除身心疲勞，提升副交感神經的運作

以規律的節奏進行頭皮血管舒緩操能轉換心情，舒緩緊繃的身心，平息交感神經的亢奮，提升副交感神經的運作。當副交感神經優先運作時，呼吸、心跳就會變慢，血管也會擴張，讓血液順暢流動，因而使血壓得以降低。當我們忙著工作或是做家事時，交感神經會優先運作，因此休息時可以做做頭皮血管舒緩操來放鬆心情，讓處在「戰鬥模式」的自律神經重新開機、穩定血壓。

就算只是單純地藉由頭皮血管舒緩操來轉換心情、放鬆一下，也能減輕日常生活

上的壓力。將這些小習慣累積起來就會成為降低血壓甚至是維持健康的一大助力。

- **$^1/_f$波動為自然界的一種現象，是指規律節奏中出現的些許偏差及變化。**
- **$^1/_f$波動具有讓人感到舒適、放鬆的作用。**
- **進行頭皮血管舒緩操時，以規律的節奏來按壓就能得到等同$^1/_f$波動的效果。**
- **做頭皮血管舒緩操時遵循$^1/_f$波動的原則，有助於提升放鬆效果、預防及改善失眠、建立良好生活作息。**
- **$^1/_f$波動帶來舒緩身心、放鬆的效果可以提升副交感神經的運作，因而降低血壓。**

頭皮血管舒緩操產生的 1/f 波動效果

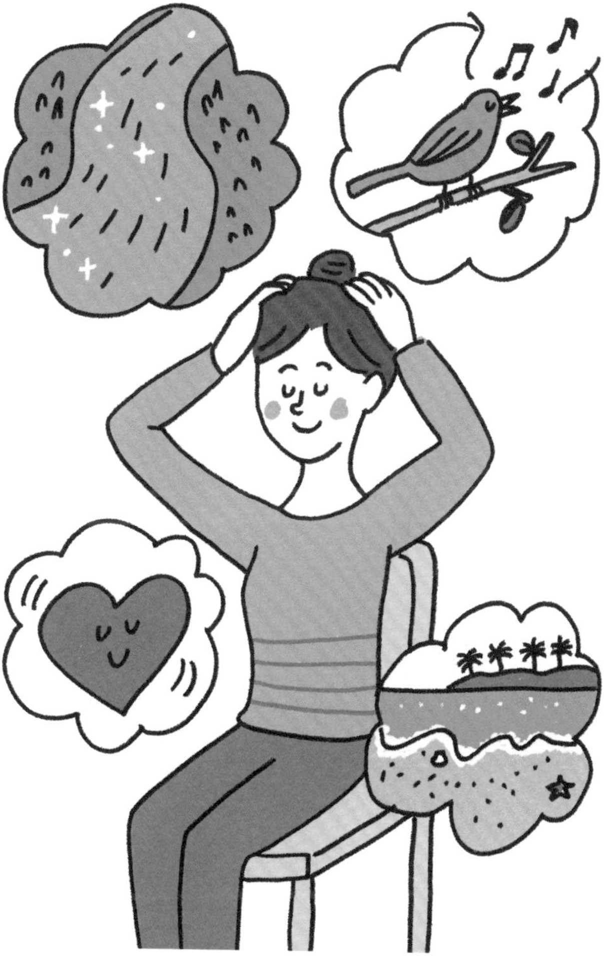

以規律節奏進行頭皮血管舒緩操，能帶來等同於心臟跳動、小河的淙淙水聲、小鳥鳴叫、海浪聲等的 1/f 波動，得到放鬆的效果。

阻斷血壓上升的源頭——壓力

◆各種壓力都會造成血壓上升

壓力是導致血壓上升的元凶之一。說到壓力，大部分人都會以為是因為人際關係等困擾所產生的精神壓力，但其實壓力不只是存在於精神、心理方面。

冬天從暖烘烘的浴室走到沒開暖氣的房間時，會感受到強烈的寒意。在這當下，血管會收縮，造成血壓急速上升，這種溫度上的變化也是一種壓力。壓力指的是**受到外界刺激時所產生的緊繃狀態**，冷、熱、噪音、光線（刺眼的光）等環境因素，或是痛、癢、疾病、睡眠不足等身體因素，因為工作或家庭因素而忙碌、緊繃全都屬於壓力。

甚至連喜悅、開心的事（結婚、生小孩、找到工作、升遷等）也會形成壓力。無論是哪種壓力，都會造成血壓上升。

◆先有高血壓，還是先有頭痛？

曾有病患向我表示，高血壓害自己頭痛得很厲害。高血壓會引發頭痛或頭暈其實是誤解（就連某些醫師也有此誤解），高血壓一般並不會造成頭痛或頭暈。相反地，是頭痛及頭暈導致血壓上升，因為頭痛及頭暈是一種巨大的壓力。

當身體承受壓力時，會分泌大量的腎上腺素、正腎上腺素等神經傳導物質，使心跳加快、血管收縮，血壓因此而上升了。長期處在這種狀態下，會造成腎功能下降（參閱68頁）。

疼痛及身體不適同樣也屬於壓力，都會導致血壓上升。如果高血壓是頭痛或頭暈所引起的，那就應該先解決頭痛或頭暈問題。只要去除了壓力，血壓就會馬上降下來。其實有不少高血壓都是類似這樣由某種壓力所造成的。這種高血壓光靠降血壓藥物是降不下來的。如果無法準確判斷自己的高血壓是何種原因所引起的，就很難將血壓控制好。

妥善處理各種壓力

要預防、改善高血壓就必須妥善處理好各種壓力。例如，減少室內溫度變化（在房間裡開暖氣等）、長期頭痛的人透過藥物加以控制、從生活習慣著手，避免引發頭痛等，都是要注意的重點。

調整行事曆避免持續處於忙碌的狀態，覺得累積太多疲勞時就休息的自我管理之道同樣不可或缺。並不是只要有做頭皮血管舒緩操，就可以在其他方面鬆懈。請大家多多參考第4章所介紹的降血壓訣竅，養成避免血壓上升的生活習慣。

第 4 章

不依賴藥物
也可以降血壓

血壓只能靠藥物降低嗎？

◆降低血壓先從改變生活做起

想降低血壓的話，非得靠藥物不可？其實治療高血壓的重要關鍵是改變生活。先試著改變原本的生活型態，如果血壓還是降不下來的話，才使用降血壓藥物。還沒有被診斷為高血壓，屬於高血壓前期、高血壓警示期的人；或是雖然血壓正常，但想預防高血壓的人，如果希望血壓下降的話，不妨先從改變生活習慣做起。另外，理想目標是74歲以下者，居家血壓的收縮壓在125㎜Hg以下、舒張壓在75㎜Hg以下；75歲以上者，收縮壓在135㎜Hg以下、舒張壓在85㎜Hg以下。

血壓在不同階段的管理計畫

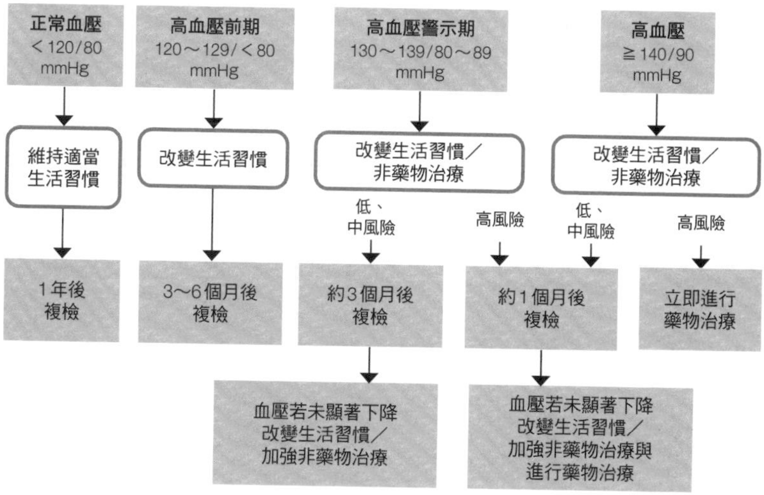

日本高血壓學會　高血壓診療指南2020製作委員會編
《高血壓診療指南 2020》（文光堂）

無論血壓在哪一個階段，都是先從「改變生活習慣、非藥物治療」開始，並觀察之後的發展，只有被列入高血壓高風險族群者會進行藥物治療。

目標血壓

日本高血壓學會訂出了以下標準，做為降低血壓的理想目標值。

74歲以下	居家血壓125/75mmHg以下，診間血壓130/80mmHg以下
75歲以上	居家血壓135/85mmHg以下，診間血壓140/90mmHg以下

日本高血壓學會　高血壓診療指南2020製作委員會編
《高血壓診療指南 2020》（文光堂）

◆每天準確地測量血壓

想要降低血壓或是在意血壓的人至少都該做一件事，那就是每天準確地測量血壓。如果不清楚自己的血壓究竟是多少，就算嘗試了各種方法也無從評估是否有效。每天於固定時間在家測量血壓可以知道自己血壓的大致範圍，並掌握血壓的變化。最好的方式是起床後1小時內和就寢前，每天在相同的條件（姿勢、手臂的高度等）下測量2次。

居家血壓只要收縮壓在115㎜Hg以下、舒張壓在75㎜Hg以下就算是正常血壓；超過的話則為血壓偏高。若居家血壓的收縮壓在135㎜Hg以上或（且）舒張壓在85㎜Hg以上，那便是高血壓。

血壓計我建議使用在上臂纏繞臂帶來測量的手臂式血壓計。

測量時要坐在椅子上，背部靠著椅背，雙腳著地、手臂放鬆，掌心朝上打開。

量出來的數值一定要記錄下來。使用19頁的血壓備忘錄或是手機的血壓管理App都無妨。

如何準確地測量血壓

每天早（起床後）晚（就寢前）2次，盡可能在相同的條件下測量。早上要在上完廁所、吃早餐及服藥前測量。避免抽菸、喝酒、攝取咖啡因、洗完澡後測量。建議平靜地坐在椅子上1～2分鐘後再開始測量。

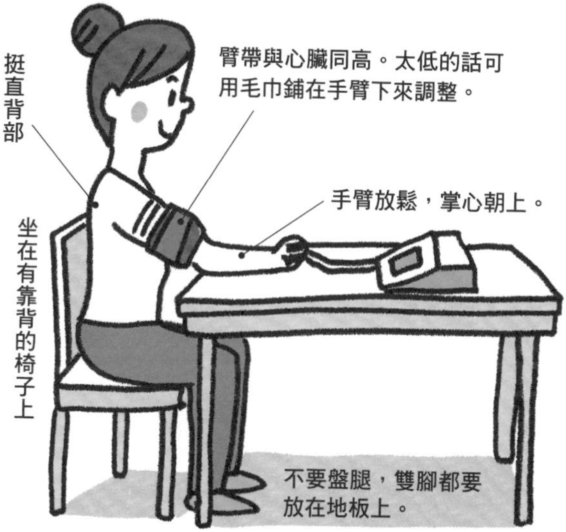
挺直背部
臂帶與心臟同高。太低的話可用毛巾鋪在手臂下來調整。
手臂放鬆，掌心朝上。
坐在有靠背的椅子上
不要盤腿，雙腳都要放在地板上。

如何挑選血壓計

量出來的結果最準確的，是臂帶纏繞在上臂的電子血壓計。於手腕測量的款式可能會不夠準確。

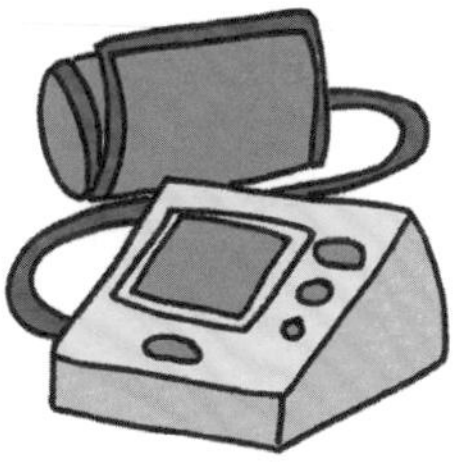

輕鬆實踐「降血壓生活」

◆馬上就開始降血壓生活

前面曾建議最好趕快開始實踐降血壓的生活方式。或許有人會覺得，這樣豈不是得吃淡而無味、不加鹽的飯菜，還得照表操課按時做運動，因此而提不起勁。但本書所介紹的全都是任何人都可以輕鬆做到的方法，且書中所介紹的也不用全部都做到，只要挑出適合自己，或覺得好像能做到的來實行即可。

最重要的是，即使只是簡單的小事也不應該輕忽，應該認真執行並持之以恆。希望大家就從今天開始努力實踐。

以下將會分成飲食篇、運動篇、洗澡睡眠篇、其他，4個主題來介紹。

飲食篇

一般而言，有助於降低血壓的飲食方式包括了減鹽飲食、得舒飲食（減少鹽分與醣類，多攝取礦物質及膳食纖維的飲食）、控制進食量、增加咀嚼次數緩慢進食等。謹記這些飲食觀念固然重要，但也是有很多執行起來更輕鬆的小訣竅。這些訣竅分開來看或許都只是微不足道的小事，不過一點一滴累積起來也會有降血壓的效果喔。

●巧克力是零嘴的好選擇

巧克力可說是最具代表性的甜食，如果說巧克力具有降血壓的效果可能會讓人覺得不太可信。但近年來各國的研究發現，巧克力中所含的可可多酚有增加一氧化氮的效果。一氧化氮會作用於血管的內皮細胞，使血管變軟，有助於擴張血管，使血壓下降。

但也不能因此而大量食用巧克力。建議量為1天25g（約5小片），而且要吃高可可含量（70%以上）的巧克力。1小片具有約3小時的降血壓作用，1天吃5次剛好。維持這項習慣1個月以上，收縮壓、舒張壓都可望降低。

另外，由於白巧克力中完全不含可可，因此無法降低血壓。挑選巧克力時請仔細確認標示，挑選可可含量高者。

●嘴饞時可以吃杏仁

堅果類和巧克力一樣，含有豐富的多酚；杏仁、帶皮花生（花生皮含有大量多酚）、開心果等都很推薦。但許多堅果類都有用鹽調味過，要特別注意。購買時應挑選無鹽、無調味，未添加食鹽或鈉的產品。

建議攝取量為1天20顆左右。由於堅果類熱量較高，要小心攝取勿過量。

●葡萄汁是降血壓飲料

有些飲料也含有豐富的多酚，大家最熟悉的就是紅酒。但就血壓管理的角度而言，並不建議頻繁攝取酒精。因此，我要推薦的是多酚含量僅次於紅酒的飲料——葡萄汁（要果汁含量100％的）。根據我自己的研究，持續飲用果汁含量100％的葡萄汁一週的人，血壓明顯下降了。在同一項研究中，飲用果汁含量10％的葡萄汁的人血壓則沒有顯著下降。因此我建議飲用果汁含量100％的葡萄汁。

但市售的果汁含量100％的葡萄汁糖分較高，所以不能喝太多。建議的攝取量為200㎖，一天最多喝三次。

●醋及檸檬可降低血壓

醋中所含的醋酸在代謝時會讓身體分泌一種名為腺苷的物質，腺苷具有擴張血管的作用，能夠降低血壓。在我進行研究後發現，高血壓患者每天早上飲用15㎖的醋持續三週後，收縮壓平均降低了4㎜Hg。不敢喝醋的人，也可以在相對好入口的蘋果醋中加入少量蜂蜜，再用水或溫開水稀釋飲用。建議攝取量為一天15㎖。

如果不喜歡醋的酸味，可以改喝檸檬汁。雖然效果因人而異，但用檸檬汁代替醋同樣可以降低血壓。檸檬汁含有能擴張血管的多酚，以及能調節體內水分平衡的鉀，都有助於血壓的降低。另外，檸檬中的檸檬酸還具有消除疲勞的效果，對於維持、增進健康都很有助益。檸檬汁和醋一樣，建議一天飲用15㎖即可。

●代表性降血壓食品——納豆

納豆含有可溶解血栓的納豆激酶，具備使血液清澈、流動順暢的作用。另外，納豆的原料——大豆，含有豐富的鉀，可促進腎臟功能，幫助排出血液中的鈉，使血壓降低。除了吸收並排出鈉的效果外，因富含膳食纖維，納豆還能有效減少血液中的膽固醇，預防動脈硬化。

因此，納豆除了有降血壓的功效外，是還能預防動脈硬化的萬能食品。納豆的建議攝取量是一天一盒。

●花枝、章魚具有降血壓的效果

花枝、章魚中含有大量的牛磺酸，可以促進腎臟運作，排出過多的鹽分，降低血壓。也具有促進肝臟分解膽固醇的作用，能減少血液中的總膽固醇，有助於改善、預防動脈硬化。

除了牛磺酸外，花枝還富含能使血液清澈的EPA，至於章魚則富含能促進新陳代謝、提升免疫力的鋅。因此建議多吃使用這兩種食材烹煮而成的料理。

●選用濃口醬油，用沾的不要用淋的

你是不是以為薄口醬油的鹽分比濃口醬油少呢？其實2大匙濃口醬油的鹽分為5.2g，2大匙薄口醬油的鹽分則為5.8g，用量相同時，薄口醬油的鹽分更多。光是2大匙，就已經逼近一天的鹽分攝取目標量（成人女性為未達6.5g）了。因此，醬油絕對不能用太多。建議大家使用濃口醬油代替薄口醬油，且不要直接淋在菜餚上，以減少攝取量。醬油可以倒進小碟子裡，一點一點沾來吃。

運動篇

一般來說，能有效降低血壓的運動有：快走、慢跑、游泳等有氧運動，一天30分鐘以上，最好能每天持續。理想強度是稍微感覺累的中等強度（心跳數100～120／分）。很多人或許都因為平時太忙碌而覺得難以做到，以下將介紹幾種可以輕鬆進行的簡單運動。

●下樓梯的效果更好

坊間有種說法是盡量不要搭電梯或手扶梯，要多走樓梯。但爬樓梯上樓不僅花時間，也讓人特別覺得累。且目前已知爬樓梯會使血壓上升，並帶給心臟巨大的負擔。因此我建議，上樓時可以搭電梯或手扶梯，下樓時再走樓梯就好。

下樓梯也能有充足的運動效果這件事或許會讓人難以置信，但下樓梯時需要承受接觸地面所帶來的衝擊，肌肉的運動量比上樓梯時更多。

下樓梯也有訣竅，那就是慢慢走，不要急著下。慢慢走更容易帶給肌肉負荷，接觸地面時的衝擊也較小，不用擔心傷到關節。下樓梯不但有助於提升肌力，也屬於有氧運動，希望大家務必實行。

●用渡邊式小腿敲打法提升血液循環

小腿有「第二顆心臟」之稱，扮演了幫浦的角色，負責將下半身的血液往心臟推。如果因為運動不足而導致小腿的肌肉量減少，或是肌肉變硬的話，就無法充分發揮幫浦的作用。如此一來，不僅血壓容易上升，還會造成手腳冰冷、水腫。

如果想預防、改善這種狀況，不妨多做我想出來的「渡邊式小腿敲打法」，來提升小腿的血液循環。方法有2種：一是雙手有如從側面夾住小腿肚般，由下往上敲打；以及握拳、由下往上捶打小腿肚。建議的敲打時間為雙腿各5分鐘，捶打為雙腿各3分鐘，一天做2～3組。這樣可以讓血液循環變好，解決指尖冰冷等問題。

●做「握毛巾」撐開血管

最近有一種降血壓的方法相當熱門，那就是「握毛巾」。用約三成的力握住捲起來的毛巾2分鐘，休息1分鐘。如此重複2～3次，兩隻手都做。

重複握住、放鬆的動作，手臂裡的血管也會反覆地收縮、擴張。這樣的刺激會讓血管的內皮細胞分泌一氧化氮，使血管變軟、血壓下降。建議一週做3次以上。

●按壓合谷穴能有效降低血壓

食指與拇指根部有一處叫「合谷」（參閱108頁）的穴道，血壓高的人按壓合谷穴5分鐘，就能降低血壓20～30㎜Hg。這是因為按壓合谷穴能擴張全身血管，改善血液循環。

我過去曾請許多病患親身實驗，發現按壓一次的降血壓效果可以維持4小時左右。

請大家現在就來試試看按壓左右手的合谷穴各3～5分鐘。參考「按壓手部穴道降血壓（30～32頁）」。用指尖按壓，或是用指腹按揉給予刺激。按壓後一段時間，血壓會下降並維持4小時左右，之後再視情況適時按壓。建議次數一天3組。持續約

渡邊式小腿敲打法說明

渡邊式小腿敲打法能有效提升下半身血液循環、控制血壓，建議一天做2～3組。

■如何敲打小腿

雙手像是從側面夾住小腿肚般，由腳踝處開始，
在敲打的同時逐漸往上移動。兩腿各敲打5分鐘。

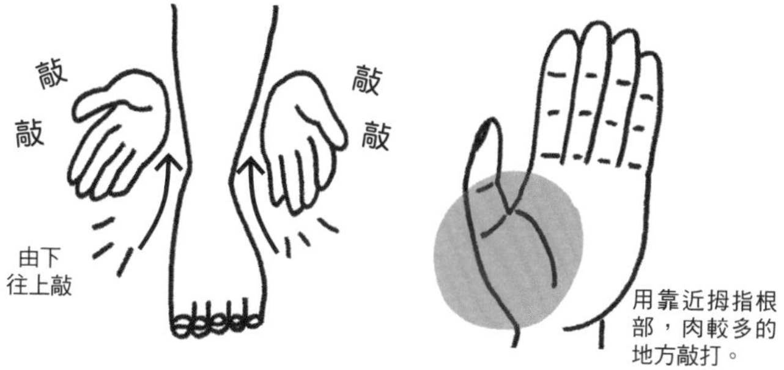
敲
敲
敲
敲
由下
往上敲
用靠近拇指根
部，肉較多的
地方敲打。

■如何捶打小腿

由下方開始，握拳捶打小腿肚，捶打的同時
逐漸往上移動。兩腿各捶打3分鐘。

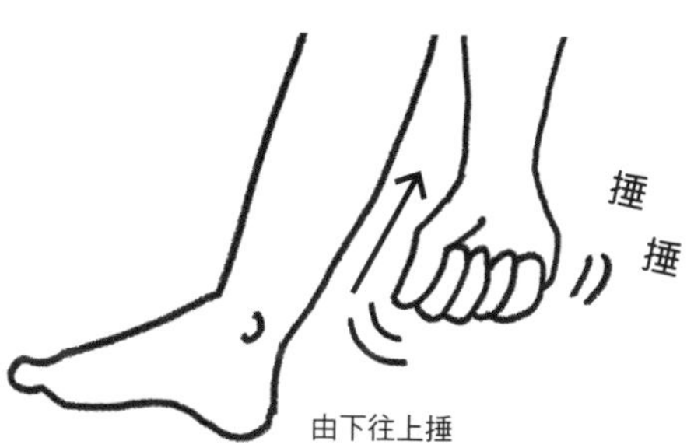
捶
捶
由下往上捶

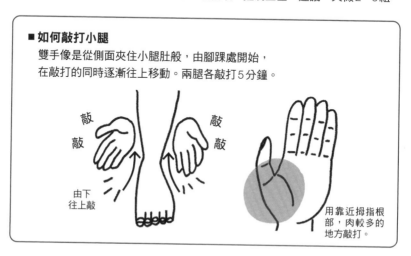

握毛巾動作解說

能有效促進血液循環、控制血壓，建議一天做2～3組，一週做3天以上。

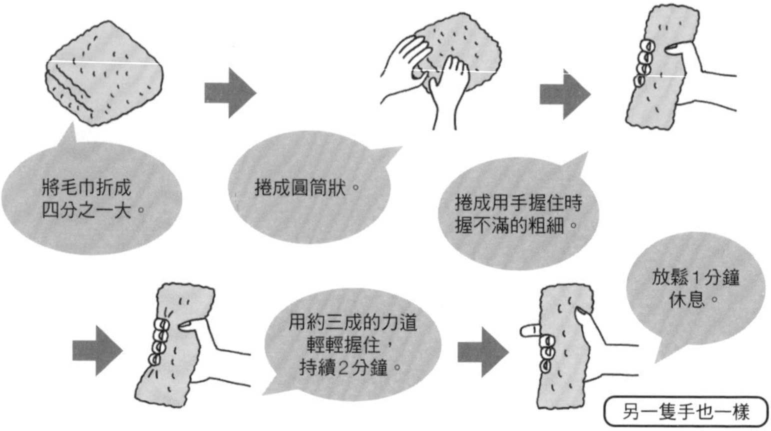
將毛巾折成
四分之一大。
捲成圓筒狀。
捲成用手握住時
握不滿的粗細。
用約三成的力道
輕輕握住，
持續2分鐘。
放鬆1分鐘
休息。
另一隻手也一樣

根據渡邊尚彥監修《高血圧の学びなおし本 血圧が下がる「習慣」が身につく！》（笠倉出版社）之內容改編。

一個月後，血壓的上下起伏會變小，平均動脈壓也會穩定維持在低檔。重點在於持之以恆，長期維持這個習慣。

但也要注意別做過頭了。長時間持續用力按壓同一部位，或是按壓頻率過高的話，會造成疼痛、腫脹。建議一次最多5分鐘，一天最多做4～5組就好。

合谷穴的位置

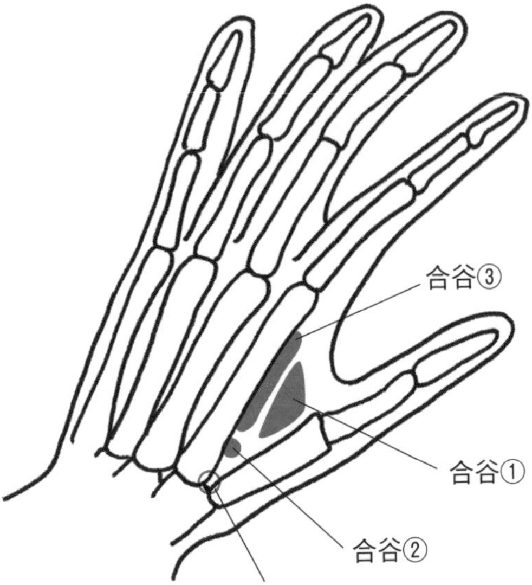

根據《血液循環の専門医が見つけた
押すだけで体じゅうの血がめぐる長生きスイッチ》
渡邊尚彥（Sunmark出版）之內容改編。

洗澡、睡眠篇

想要維持血壓穩定，就必須透過品質良好的睡眠，讓身體能夠獲得充分的休息，早睡早起確保作息正常。但我相信應該有不少人都缺乏充足的睡眠，或是想睡卻難以入眠。

另外，血壓在洗澡時很容易出現上下起伏，有不少需要注意之處，恐怕也有許多人會因此而無法放鬆。其實不用想太多，只要掌握洗澡、睡覺該注意的訣竅，以平常心過生活就好。

●洗澡前先喝一杯水

由於洗澡會大量流汗，容易引起脫水症狀，並形成血栓，增加中風、心肌梗塞的風險。為避免發生上述狀況，建議務必養成先喝一杯水再洗澡的習慣。

●用微熱的水泡澡

泡熱水澡會使血壓急速上升，因此不建議水溫太高。不希望血壓上升的話，可以用39～40℃的水泡胸部以下就好。只泡胸部以下比較不會承受到水壓，可減少身體的負擔。由於體溫也上升得比較慢，泡個10分鐘左右也不會有問題。為了避免溫差過大造成熱休克，離開浴缸後要盡快擦乾身體、穿上衣服。冬天時也可以先開好暖氣讓房間暖起來。

●起床後趕快曬太陽

早上起床後馬上拉開窗簾，讓身體照到陽光，這樣可以重新啟動生理時鐘、調整身體步調，更容易建立良好的睡眠節奏。白天時也建議適度曬一曬太陽，讓身體沐浴在陽光下也具有降血壓的效果。至於睡前則要將房間的光線調至稍暗，避免使用電腦或手機，這樣才容易入睡。自然的睡眠節奏有助於提升睡眠品質，血壓也更容易維持穩定。

●午睡、賴床不是壞事

白天時我們往往暴露在壓力之中，交感神經會優先運作，稍微睡個午覺能提升副交感神經的運作，進而降低血壓。實際效果雖然因人而異，但有些人只要小睡15～30分鐘，血壓便會下降15～20㎜Hg。大家不妨利用工作或家事的空檔，午睡15～20分鐘。直接躺平的話會進入深層睡眠，建議坐著打盹就好。但要注意別睡太久，以免晚上睡不著。

另外，在不用早起的日子可以稍微賴個床，讓自己睡飽一點。但睡太久的話會打亂作息，因此要記得注意時間。睡7小時左右是最理想的，睡10小時以上則會造成反效果。

●側睡以避免睡眠呼吸中止症

你聽過「睡眠呼吸中止症」嗎？這是一種睡眠時呼吸會停止、變淺，造成體內缺氧的疾病。睡眠呼吸中止症的起因是睡覺時喉嚨緊繃的肌肉鬆弛了，造成呼吸道變窄或阻塞。睡眠呼吸中止症發病時，為了彌補供應短缺的氧氣，心臟會加強運作，導致血壓上升。由於睡眠呼吸中止症容易在仰睡時發生，因此建議盡量側睡。

其他

生活中還有許多有助於血壓控制的訣竅，但要全部做到其實是很累的。我建議先挑一兩項自己覺得「應該能做到」的來執行即可，重點在於持之以恆。因此，請選擇自己有辦法維持下去的訣竅加以實踐。

●適時上廁所

有尿意或便意時，就要趕快去上廁所，忍著不上會使血壓急遽上升。憋了一陣子後才去上廁所，又會造成血壓一下子降下來。血壓會因為這樣忽高忽低的變化而變得不穩定。

另外，上廁所時下腹部用力也會使血壓上升。除了容易便祕的人要多加注意外，容易腹瀉的人也常因為肚子痛形成的壓力而導致血壓上升。調理腸道環境、維持規律順暢的排便，可說是最理想的血壓控制之道。

●衣服不要穿得太緊

穿過緊、過於合身的衣服會壓迫到血管，造成血液停滯、血壓上升。尺寸偏小的衣服，或是版型會壓迫到身體的衣服（緊身牛仔褲等）、壓力式的塑身內衣或褲襪、襪子等都不建議穿著。另外也要記得，腰帶不要繫太緊。

●不要長時間維持相同的姿勢

因為用電腦工作而久坐，或從事長時間站立的工作都會使血液容易停滯。工作或做家事時，如果不得不長時間維持相同姿勢的話，應該每30分鐘站起來走動一下、活動身體，促進血液循環。

另外，也不建議包包都背在同一邊的肩膀上，或是用同一隻手提東西、將體重都放在同一隻腳上。這會對受壓迫部位的血管形成負擔，造成局部血液循環不良，讓血壓變得難以控制。不妨重新檢視自身習慣，多提醒自己不要一直維持相同姿勢。

●避免家裡的溫差過大

家裡房間因為有暖氣而暖呼呼的，但走廊、廁所卻冷颼颼的，這樣的狀況你家有嗎？或是得在開了冷氣的涼爽房間與熱到滿頭大汗的房間來回走動嗎？無論是在哪一個季節，都應該盡可能避免家裡存在溫差，這樣才能減少血壓的起伏變化。

另外，冬天洗東西時建議用熱水器加熱過的水，不要直接用水龍頭流出來的冷水來洗。手一接觸到冷水，血管便會收縮，造成血壓急速上升的例子相當常見。為了避免血壓上升，要記得用溫水洗東西，不要勉強自己忍耐冷水。

●不要煩躁、生氣

壓力與血壓上升有密切的關係。當我們承受壓力時，交感神經就會優先運作，並且心跳加速、血液流量一下子多了起來，血壓也因此而上升了。

些許的情緒變化就會造成血壓上升。像是擔心、不安、緊張、生氣、難過，甚至是欣喜若狂時，身體都會承受強大壓力，使血壓上升。但我們也不可能為了控制血壓而抹殺所有的情緒。因此至少要提醒自己，設法控制容易掌控的情緒。例如：「憤怒」就是一種可以透過努力加以控制的情緒。容易生氣的人不妨學一些可以在怒氣到達頂點前，就先加以化解的方法。

一般認為有效的方法包括：生氣時遠離激怒自己的對象（保持距離），在怒氣爆發前先讀秒（製造空檔）等。希望大家都能找到適合自己的方法並加以實踐，盡可能減少怒氣。

控制怒氣不只有助於降低血壓，還能改善人際關係、做事情也會更有建設性。

●養成腹式呼吸的習慣

呼吸淺且快的人血壓容易上升。建議要養成腹式呼吸的習慣，幫助自己加深、放慢呼吸。腹式呼吸是指從鼻子慢慢吸氣，再從嘴巴慢慢吐氣的呼吸方式。氣吐得愈慢，愈能刺激副交感神經優先運作，提升放鬆的效果。

掌握不到腹式呼吸訣竅的人，可以仰躺在地上，雙手交疊於腹部，專注於肚子鼓起來、凹下去的狀態來進行練習。

首先，一面由鼻子吸氣，一面數到3。專注於讓吸進來的空氣進到腹部，使腹部鼓起來。當肚子充滿空氣後，一面用嘴巴吐氣，一面從1數到6。此時將注意力放在從肚子將空氣吐出來，肚子逐漸凹陷的過程。

建議重覆以上步驟3分鐘，一天做2次。

練習腹式呼吸

①一面由鼻子慢慢吸氣，一面數到3（專注於將空氣吸進肚子，使肚子鼓起來的狀態）。
②一面由嘴巴一點一點吐氣，一面從1數到6（專注於從肚子將空氣吐出來，肚子逐漸凹陷的過程）。

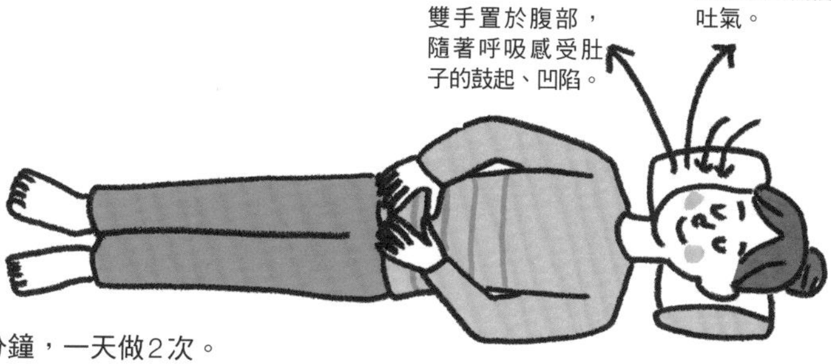
由鼻子吸氣，並由嘴巴慢慢吐氣。
雙手置於腹部，隨著呼吸感受肚子的鼓起、凹陷。

一次3分鐘，一天做2次。

■参考文献

渡辺尚彦監修『高血圧の学びなおし本 血圧が下がる「習慣」が身につく！』（笠倉出版社）
渡辺尚彦『血圧を下げる最強の方法』（アスコム）
渡辺尚彦『たったこれだけ！ 面白いように血圧が下がる 渡辺式 降圧生活のすすめ』（ワニブックス）
渡辺尚彦『血液循環の専門医が見つけた　押すだけで体じゅうの血がめぐる長生きスイッチ』（サンマーク出版）
渡辺尚彦『聞くだけで血圧が下がるＣＤブック』（ワニブックス）
渡辺尚彦『科学的に血圧を下げる方法』（エクスナレッジ）
『ゆほびか』２０２１年６月号（マキノ出版）
マキノ出版ムック『頭をもむと病気が治る！ 顔が若返る！』（マキノ出版）
日本高血圧学会 高血圧診療ガイド２０２０作成委員会編『高血圧診療ガイド２０２０』（文光堂）

〈作者簡介〉

渡邊尚彥

醫學博士、高血壓專科醫師。
聖光之丘醫院顧問、前東京女子醫科大學東醫療中心內科教授、前愛知醫科大學客座教授、前早稻田大學教授、日本齒科大學附設醫院臨床教授。
1952年出生，千葉縣木更津市人。1978年畢業於聖瑪麗安娜醫科大學醫學院，1984年修畢該大學博士課程。1995年以明尼蘇達大學時間生物學研究所客座助理教授身份赴美。專攻以高血壓為主的心血管疾病。自1987年8月起，便在自己身上配戴連續血壓監測裝置測量血壓，一天24小時、一年365天，一直持續至今。著作包括《科学的に血圧を下げる方法》（X-Knowledge）、《高血壓有救了》（不求人文化）、《血圧の常識のウソ・ホント 自分で血圧を下げる! 究極の降圧ワザ50》（洋泉社）等。

編輯協力　石原順子
內文插畫　かたおか朋子
內文設計　朝日メディアインターナショナル株式会社

1次5分鐘 名醫傳授
改善高血壓的「頭皮血管舒緩操」

出　　版／楓葉社文化事業有限公司
地　　址／新北市板橋區信義路163巷3號10樓
郵政劃撥／19907596 楓書坊文化出版社
網　　址／www.maplebook.com.tw
電　　話／02-2957-6096
傳　　真／02-2957-6435
作　　者／渡邊尚彥
翻　　譯／甘為治
責任編輯／陳鴻銘
內文排版／洪浩剛
港澳經銷／泛華發行代理有限公司
定　　價／320元
初版日期／2023年11月

國家圖書館出版品預行編目資料

1次5分鐘 名醫傳授改善高血壓的「頭皮血管舒緩操」 / 渡邊尚彥作 ; 甘為治譯. -- 初版. -- 新北市 : 楓葉社文化事業有限公司, 2023.11　面；　公分

ISBN 978-986-370-611-3（平裝）

1. 高血壓　2. 按摩　3. 保健常識

415.382　　112016708